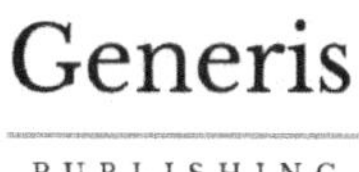

AF409500

ЭРИКСОНОВСКИЙ ГИПНОЗ

систематический курс

М.Р.Гинзбург, Е.Л.Яковлева

CIP a Camerei Naţionale a Cărţii

М.Р.Гинзбург, Е.Л.Яковлева

Эриксоновский гипноз : систематический курс / М. Р. Гинзбург, Е. Л. Яковлева. – Chişinău : Generis Publishing , 2020 (Print on demand). – 260 p. : tab.

Bibliogr.: p. 256-257.

ISBN 978-9975-154-41-3.

615.851.2:159.964(075)

Г 492

Cover image: www.unsplash.com

Generis Publishing
Online orders: www.generis-publishing.com
Orders by email: info@generis-publishing.com

М.Р.Гинзбург, Е.Л.Яковлева
Эриксоновский гипноз: систематический курс

Эта книга создана на основе систематического курса эриксоновского гипноза, проводимого авторами на протяжении многих лет. Она адресована в первую очередь практикам – психологам, психотерапевтам, консультантам, всем тем, кто оказывает помощь и поддержку другим людям и хочет сделать свои техники ещё более гибкими и эффективными. Эриксоновский гипноз не заставляет ни от чего отказываться; несмотря на то, что он представляет собой самостоятельное направление, он прекрасно сочетается со всеми остальными техниками, дополняя и усиливая их.

Книга не предназначена для самостоятельного изучения эриксоновского гипноза и не заменяет прохождения систематического цикла под руководством опытного тренера; она позволяет лучше усвоить и закрепить его материал.

Книга будет полезна всем практикующим психологам и психотерапевтам, а также всем тем, кто хотел бы составить себе адекватное представление об эриксоновском гипнозе.

ЧАСТЬ I. БАЗОВЫЕ ПРИНЦИПЫ, ПОНЯТИЯ И ТЕХНИКИ

ГЛАВА 1. ПРИРОДА ГИПНОЗА

1.1. Предпосылки

Эта книга – практическое пособие. Мы не ставим своей целью обсуждение теоретических проблем гипноза или многочисленных экспериментальных исследований в области гипноза. Поэтому в этой главе мы рассмотрим те предпосылки, понимание которых необходимо для практического использования гипноза, и тот круг понятий, которыми мы будем оперировать в дальнейшем тексте, не претендуя на их научную строгость. Этот курс – курс терапевтического гипноза, т.е. гипноза как средства оказания помощи и психологической поддержки. Книга адресована в первую очередь практикам – тем, кто оказывает помощь другим людям, консультирует, тренирует, обучает. Мы надеемся, что описанные в этой книге техники и подходы помогут сделать этот процесс более продуктивным и более приятным для обоих - и для консультанта, и для клиента.

Работа психолога, консультанта, психотерапевта по сути своей парадоксальна. Когда человек приходит к психотерапевту за помощью, он приходит потому, что у него в жизни есть трудности. Это объективные трудности – с мужем, с женой, с ребенком, с деньгами, с начальством, с учебой, с жильем, с работой и т.д. Все эти трудности находятся во внешнем мире. Но терапевт не может воздействовать на мужа, жену, на ребенка, начальника; не может предоставить клиенту жилье, работу или место учебы.

У этих двух людей – терапевта и клиента - есть единственный общий предмет для работы - внутреннее состояние клиента (термин «состояние» мы употребляем здесь в широком смысле, включая в него эмоциональные состояния, установки, отношение к себе и к миру и т.д.). Психолог – это профессионал работы с внутренними состояниями. Он работает с внутренним состоянием и пытается помочь осуществить в нём некоторое изменение. И когда это получается, происходит «чудо»: проблема разрешается как бы сама собой. Кстати, человек не всегда связывает одно с другим. «Ходил к психологу, тратил время, тратил деньги, а проблема сама рассосалась. Зачем ходил – неизвестно». Понимание того, что если бы не ходил и не тратил, она бы не «рассосалась», к некоторым приходит сразу, к некоторым - с запозданием, а к некоторым вообще никогда не приходит.

Как и за счет чего возможно изменять, регулировать внутренние состояния? В этом нужно разобраться, потому что это – та основа, на которой базируется терапевтический гипноз.

Идединамические механизмы

Есть такой вид гадания – подвесить на нитке кольцо (или другой грузик) и задавать вопросы. Если маятник начинает раскачиваться вперед-назад – это ответ «да». Если же он раскачивается влево-вправо – это ответ «нет».

Кто же отвечает на вопросы? Кто раскачивает маятник?

Долгое время считалось, что это действительно магический маятник и что мы имеем дело с духами или с высшими силами; это они раскачивают маятник.

В 1854 году французский исследователь Шеврёй опубликовал работу, которая называлась «О волшебной палочке, вопрошающем маятнике и вертящихся столах», в которой объяснил этот феномен. С тех пор магический маятник стал называться маятником Шеврёя. Он объяснил, что в основе лежат так называемые *идеомоторные движения.* «Идея», образ – в голове; моторика, движение – в руке. Т.о., образ сам, автоматически, помимо сознания, помимо сознательного контроля реализуется в движении. Это - *идеомоторный феномен.* Обращаясь с вопросами к маятнику, человек получает ответ не от потусторонних сил и не от духов, а от собственного бессознательного – т.е. он обращается к собственному неосознанному опыту.

Каждый может поэкспериментировать с идеомоторным феноменом. Надо взять нитку с грузиком, взять ее двумя пальцами, вытянуть руку, расслабить ее (лучше делать это с закрытыми глазами, но нет необходимости держать их закрытыми) и создать мысленный образ – представить себе, как грузик раскачивается в одном из направлений: вперед-назад, или вправо-влево, или по часовой стрелке, или против часовой… очень быстро грузик реально начнёт раскачиваться.

Находясь в тёплом помещении вы в своем воображении можете представить себе, что вы берёте снег и лепите снежок, или срываете сосульку и держите в руке... рука замерзает... немеет... теряет чувствительность... в руке реально возникает ощущение холода. А если представить себе, что вы опустили руку в горячую воду, или держитесь за горячую батарею, или лежите на жарком солнце – кровеносные сосуды расширятся, появится ощущение тепла. Общеизвестен эксперимент с лимоном: если мысленно представить себе спелый лимон... и острым ножом отрезать от него ломтик... истекающий соком... и положить в рот... и жевать... совершенно верно, выделяется слюна. Идея, образ, представление автоматически, помимо сознательного контроля реализуется в ощущении. Это – *идеосенсорный феномен.*

Если вспомнить или просто вообразить что-то плохое, что случалось в жизни – обиду, разочарование, неудачу – настроение испортится. Возникнет негативная эмоция. Если же вспомнить или представить что-то хорошее – достижение, радость, успех – настроение повысится, появится позитивная эмоция. Идея, образ, представление автоматически, помимо контроля сознания реализуются в эмоции. Это – *идеоэмотивный (идеоаффективный) феномен*.

В зависимости от имеющихся у человека образов и представлений мысли текут в том или ином направлении. Это - *идеокогнитивный феномен*

Итак, возникающие у человека образы, представления автоматически, без участия сознания, реализуются в движении, ощущении, эмоции и мысли. В совокупности идеомоторный, идеосенсорный, идеоэмотивный, идеокогнитивный феномены называются *идеодинамические феномены*, или ещё короче - *идеодинамика* – т.е. динамика самореализации представления, образа.

Это и есть предпосылка, основа гипноза.

Дело в том, что у всех людей есть часть психической жизни, которая не осознаётся – то, что называют «бессознательным». У сознания и бессознательного разные языки. Язык сознания – логика, рассуждение, рациональность. Язык бессознательного - – образы, символы. Оно пытается говорить с нами на этом языке – ночью; мы видим сны. Эти сны что-то значат, это послание от нашего внутреннего разума, от нашего бессознательного, в них содержится что-то важное для нас. И мы пытаемся их разгадывать – иногда более, иногда менее успешно.

Мы тоже разговариваем с бессознательным на его языке. Те образы, картины, представления, которые возникают у нас в голове, во многом определяют всю нашу жизнь. Дело можно представить так, словно у человека внутри имеется автопилот, или мощный компьютер. Те образы, которые возникают - это курс для автопилота, программа для внутреннего компьютера. Если человек всё время думает о том, какой он бедный, несчастный и больной, автопилот как бы смотрит: «Что там просит хозяин? Бедность, несчастья, болезнь. Курс зюйд-зюйд-вест. Поехали». И приведёт – безошибочно. Если же представлять себе счастье, успех, удачу – курс будет другой. И результат будет другой.

Итак, образ – это основа регуляции внутренних состояний. Человек «программирует» сам себя посредством тех образов, которые он создаёт. Психологическим механизмом такого «самопрограммирования» являются идеодинамические механизмы: образ стремится к самореализации в действии, ощущении, эмоции и в мысли. Реально, в жизни, это проявляется через кажущиеся случайности. Где-то ты случайно повернёшь направо, а не налево, случайно встретишь нужного человека, случайно попадёшь на важный семинар, случайно прочитаешь нужную книгу…

Обычно человек не осознаёт, не понимает того, что он сам программирует, определяет свою жизнь посредством тех образов, которые создаёт. Можно ли это делать целенаправленно – использовать идеодинамические механизмы для улучшения качества своей жизни – и что для этого нужно?

Важным условием хорошего срабатывания идеодинамических механизмов является расслабление. Когда держишь в руке нитку с грузиком, руку надо расслабить – тогда движения грузика видны более отчётливо. Есть ещё одно условие, которое помогает оптимизировать работу идеодинамических механизмов. Принято считать, что за работу сознания отвечает левое полушарие головного мозга, а за работу бессознательного – правое. Конечно, человеческий мозг устроен намного сложнее, но в любом случае известно, что левое полушарие отвечает за последовательные, логические, рациональные процессы, а правое – более целостное, синтетическое, творческое. Когда активность левого полушария несколько понижается, а активность правого повышается, мы получаем промежуточное стояние, которые можно назвать изменённым состоянием сознания, а можно назвать и трансовым состоянием – трансом, или гипнотически состоянием. Сознание при этом не «отключается»; работают оба – и сознание, и бессознательное.

Это состояние интересно тем, что в нём многократно усиливается работа идеодинамических механизмов. Именно поэтому мы и занимаемся гипнозом. В гипнозе нет ничего ни магического, ни мистического. Всё, что можно делать в гипнозе, можно делать и без гипноза. Но в гипнозе получается мощнее и быстрее. Это – **транс-форматор;** он усиливает воздействие идеодинамических механизмов.

Или можно сказать иначе: гипноз позволяет усилить воздействие духа на тело. Или – усиливает работу бессознательных механизмов. Это – одно и то же, только сказанное немного по-другому.

1.2. Основные понятия

Определение гипноза

Имеется много определений гипноза. Мы приведём определение Жана Годена – нашего первого учителя. Жан Годен определяет гипноз следующим образом:

Гипноз – это такой особый тип психического функционирования, при котором человек, благодаря воздействию другого человека, забывает о внешнем мире, сохраняя при этом связь с оператором, и который позволяет осуществлять психическое переструктурирование.

В этом определении есть два момента, на которых следует остановиться.

Первое – термин «оператор». В эриксоновском гипнозе не любят употреблять слово «гипнотизёр», т.к. оно вызывает много нежелательных ассоциаций. Но и слово «оператор» в русском языке имеет определенные ассоциации – «оператор атомной электростанции», например. Поэтому мы обычно говорим «гипнотерапевт» или просто «терапевт».

Второе – психическое переструктурирование.

В гипнозе временно снижается критический контроль, и – что очень важно – временно снимаются ограничения сознания. Сознание – логично, у него есть ограничения. У человека есть определенное представление о себе, он знает: «Досюда – могу, отсюда – не могу». В гипнозе этих ограничений нет; здесь возможно то, что сознанию кажется невозможным и нелогичным. Это похоже на то, словно открываешь скобку в своем психическом функционировании, и внутри этой скобки могут осуществиться позитивные изменения. А затем скобка закрывается (человек выходит из транса), а изменения сохраняются и продолжают действовать. При этом действуют они как бы сами по себе, и это очень удобно и практично.

Различия между традиционным и эриксоновским гипнозом

Традиционный и эриксоновский гипноз

(по Ш.Жуслену. Модифицировано)

Традиционный гипноз	Эриксоновский гипноз
Авторитарный подход	Пермиссивный подход
Прямые внушения	Косвенные внушения
Особое состояние, в которое погружаются под влиянием гипнотизёра	Особый тип психического функционирования, в который вступают в диалоге.
Наведение – это «ключ» ко входу в иное состояние; этот ключ находится в руках гипнотизёра	Человек принимает определенную установку, из которой вытекает все его поведение
Культивируется подчинение	Культивируется высвобождение
Что-то вкладывается человеку в голову	Что-то «извлекается» из головы.
Гипнотизёр думает, что имеет власть – т.е. имеет такую установку, которую стремится передать клиенту	Терапевт стремится создать у человека установку «Я помогу тебе обрести власть над самим собой»

Правильнее было бы говорить не о двух гипнозах, а о двух подходах к гипнозу, которые существенно различаются между собой.

Для традиционного гипноза характерен авторитарный подход. Эриксоновский подход к гипнозу – пермиссивный, т.е. разрешающий (permission– разрешение).

В традиционном гипнозе гипнотизёр всячески старается создать имидж властной, авторитарной фигуры со знаменитым «гипнотическим взглядом». В эриксоновском гипнозе всячески подчеркиваются отношения равенства, партнерства, сотрудничества. Клиенту в сеансе эриксоновского гипноза обеспечивается максимум свободы – ему «разрешается» практически всё.

В традиционном гипнозе используются прямые внушения. В эриксоновском – по большей части косвенные.

В традиционном гипнозе считается, что гипноз – это особое состояние, в которое «погружаются» под влиянием гипнотизёра. В эриксоновском считается, что это – особый тип психического функционирования, в который вступают в диалоге. Прекрасный французский мастер Жак Келе метафорически выразил это следующим образом: в традиционном гипнозе человек находится «под гипнозом», в эриксоновском – «в гипнозе».

В традиционном гипнозе считается, что наведение транса - это ключ к входу в иное состояние; этот ключ находится в руках гипнотизёра. В эриксоновском считается, что человек принимает определенную установку – и из этой установки вытекает всё его поведение.

В традиционном гипнозе культивируется подчинение. Традиционный гипнотизёр скажет: «Вы слышите только мой голос». В эриксоновском гипнозе культивируется высвобождение. Эриксоновский гипнотерапевт скажет: «Вам нет необходимости слушать то, что я говорю».

В традиционном гипнозе пытаются что-то вложить человеку в голову – внушения. В эриксоновском гипнозе пытаются что-то извлечь из этой головы – ресурсы.

И последнее. В традиционном гипнозе гипнотизёр думает, что имеет власть; т.е. сам имеет такую установку, которую стремится передать клиенту. В эриксоновском гипнозе мы стремимся создать установку «Я помогу тебе обрести власть над самим собой».

Установка

При обсуждении различий между традиционным и эриксоновским гипнозом дважды было использовано понятие «установка». Установка – это внутреннее отношение человека к чему-то. Установка очень важна. Можно сказать, что гипноз – это такая игра, в которую играют два человека – или несколько человек. Эта игра разворачивается по определенным правилам, а правила задаются установками. Рассмотрим несколько примеров того, как работает установка.

Шаман первобытного племени уверен, что он обладает властью над душами своих соплеменников – т.е. он имеет такую установку. Но и соплеменники верят, что он имеет власть над их душами - т.е. тоже имеют соответствующую установку. На встрече этих двух установок всё и происходит: шаман внушает соплеменнику, что тот выдра – и человек ныряет в озеро и возвращается с рыбой в зубах.

В 17 столетии во Франции был знаменитый врач – Амбруаз Паре. Он был великий врач и великий диагност. Было известно, что если Амбруаз Паре поставил человеку диагноз, то он его вылечит. И вот в одной парижской больнице умирал молодой человек. Он умирал от неизвестной болезни, никто не мог ему поставить диагноз. Его лечащие врачи сказали ему: «У тебя есть один-единственный шанс. Очень маленький, но есть. Завтра у нас в больнице будет с обходом великий Амбруаз Паре. Если ты доживешь, если он тебя осмотрит и если он тебе поставит диагноз – вот тогда ты спасён». Молодой человек собирает волю в кулак, доживает до рассвета, до обхода – и вот торжественный момент – в палату входит великий Амбруаз Паре со свитой. Амбруаз Паре тщательно осматривает больного, и произносит свой диагноз. Надо сказать, что языком образованных людей – врачей в том числе – была латынь, а простой французский народ её не понимал. Итак, Амбруаз Паре осматривает больного и произносит только одно слово – «muribondus» - «при смерти». Вся процессия выходит из палаты, и, начиная с этого момента, молодой человек резко идет на поправку и выздоравливает – потому что великий Амбруаз Паре поставил ему диагноз. Сработала установка. (по П.Вацлавику).

Итак, «правила игры» определяются установками её участников. Поэтому очень важно, какие установки терапевт создаёт у своих клиентов – т.е. как он объясняет им, что такое гипноз. Самому же терапевту необходимо формировать у себя установку на сотрудничество и поддержку.

Транс

Некоторые авторы различают транс и гипноз: транс рассматривается как состояние, а гипноз – как процесс, помогающий войти в это состояние. Можно придерживаться этого различия; на практической работе это никак не отражается. Мы будем использовать термины «транс» и «гипноз» как синонимы.

Чем отличается транс от так называемого обычного состояния сознания? Он отличается тем, куда направлено внимание. Транс – это внутренний фокус внимания. Внимание похоже на луч прожектора. Внимание, направленное наружу, на внешний мир – это то, что принято называть обычным состоянием сознания. Если этот луч развернуть и направить вовнутрь, то мы получим состояние, которое мы называем «транс». На что вовнутрь? На что угодно: на образы, воспоминания, ощущения, грёзы, фантазии; неважно. «Навести транс» - это значит помочь человеку развернуть своё внимание внутрь себя самого. Поэтому самое простое наведение транса – это предложить что-нибудь вспомнить или представить. Для того чтобы что-то вспомнить, или что-то представить, человек погружается в самого себя и в какой-то мере перестает обращать внимание на окружающее.

Итак, транс – это внимание, обращенное вовнутрь. А для того, чтобы внимание обратить вовнутрь, его сначала надо на чём-то зафиксировать. Неважно на чём – на чём угодно. Традиционный гипнотизёр фиксирует внимание на каком-нибудь предмете. Он может предложить смотреть на «магический» кристалл. На точку на ковре, на свой палец, себе в глаза. До сих пор бытует представление о том, что гипнотизёр должен обладать неким особым «магнетическим» взглядом. На самом же деле особенности взгляда гипнотизёра не имеют к трансу субъекта никакого отношения. Фактически субъект сам вводит себя в транс; терапевт лишь подсказывает ему, как это сделать грамотно. Терапевт выступает в роли «инструктора».

Внимание можно фиксировать в любой модальности; об этом – далее.

Вслед за Милтоном Эриксоном мы различаем три вида транса:

1. **Повседневный транс** – обычная мечтательность.

Все мы бываем в трансе много раз в день. Мы проходим через транс, когда мы засыпаем, и когда просыпаемся. Когда вы читаете книгу, и ловите себя на том, что глаза бегают по строчкам, а вы не знаете, что там написано, потому что мыслями вы далеко-далеко – это транс. Когда вы слушаете скучную лекцию или доклад и изображаете на лице напряженное внимание, а мысленно переноситесь на пляж – это транс. Когда вы едете в транспорте, и, задумавшись, проезжаете свою остановку, или вдруг спохватываетесь – надо выходить! – это транс. Хорошо известен т.н. «транс водителя»: человек, который водит давно и хорошо, не думает о том, как он ведёт; он знает только, что он сел и приехал, а что было посередине – он не помнит; всё происходило автоматически, он был в трансе. Всё то, что делается автоматически, не думая – делается в трансе.

Таким образом, транс - это нормальное, физиологически естественное и жизненно необходимое состояние. Современными исследованиями показано, что психическая активность человека изменяется циклически: каждые полтора часа чередуются подъёмы и спады активности. Т.е. каждые полтора часа мы спонтанно входим в транс. Так что можно сказать, что мы систематически находимся в трансе. Считается, что в трансе та информация, которую мы восприняли с помощью наших органов чувств, укладывается в наши когнитивные схемы, или, проще говоря, «раскладывается по полочкам». Наши повседневные проблемы разрешаются в наших повседневных трансах – этих состояниях мечтательности, ничегонеделания или автоматического выполнения привычных действий. Это и есть то психическое переструктурирование, которое осуществляется в трансе.

После Эриксона оказалась снятой одна из традиционных проблем гипноза – проблема гипнабельности. В классических трудах по гипнозу написано, что 30% людей негипнабельны – т.е. их невозможно загипнотизировать. Что это значит? Что они не могут входить в транс? Это нонсенс, все могут входить в транс. Это просто значит, что им не подходит ритуализированная процедура наведения транса, которая использовалась в традиционном гипнозе. Просто для них нужно подобрать такой способ, который позволит им комфортно, в соответствии с их индивидуальными особенностями войти в транс. В одной из своих работ Эрнест Росси писал: «Когда я наблюдал за работой Милтона Эриксона, мне иногда казалось, что я наблюдаю за работой интеллигентного взломщика. Он пробует одну отмычку, другую, третью – пока не находит ту, которая подходит». Т.е. он пробует одну технику наведения транса, другую, третью и т.д. – пока не находит ту, которая подходит данному конкретному субъекту.

2. **Углублённый транс** – намеренное усиление естественного феномена, обычно – с помощью другого человека.

Это то, чем мы занимаемся под названием «гипноз». Мы вызываем естественный для человека феномен и продлеваем его во времени, чтобы осуществить в трансе определённую терапевтическую работу.

3. **Сомнамбулический транс** (от слова «сомнамбула» – лунатик). Глубокий транс, при котором человек выгладит и ведёт себя как человек, не находящийся в трансе.

Важно понимать, что транс – это не потеря сознания, не утрата контроля. Транс – это такой способ психического функционирования, при котором задействованы и сознательный, и бессознательный уровни. Это – опосредующее звено между двумя типами психического функционирования.

Эриксон выдвинул важнейшее положение относительно транса, сказав: «Сам факт транса терапевтичен». Транс терапевтичен, потому что в нём возможно психическое переструктурирование, невозможное в обычном состоянии сознания. Это значит, что если мы помогаем человеку войти в транс (или он сам входит в транс, занимаясь самогипнозом) и побыть в нём, то это уже полезно, даже если при этом и не осуществляется никакая целенаправленная терапевтическая работа; открывается возможность спонтанного психического переструктурирования.

Пребывание в этом состоянии благотворно; оно позволяет воспользоваться ресурсами бессознательного, позволяет ему включиться в работу и помогать в достижении наших целей. Когда мы бьёмся над решением какой-то задачи и не можем её решить, и откладываем её в сторону, а затем вдруг решение всплывает как бы само собой – это работа нашего бессознательного.

Спонтанного переструктурирования часто не хватает; поэтому мы осуществляем в трансе определённую терапевтическую работу.

В традиционном гипнозе считается, что хорошую работу можно сделать только в глубоком трансе, что чем транс глубже, тем лучше; поэтому в традиционном гипнозе систематически стремятся к глубоким трансам. В эриксоновском гипнозе эффективность терапевтической работы не связывается с глубиной транса: в очень лёгком трансе можно сделать очень хорошую работу.

Более того, хотя мы по привычке и говорим «более глубокий транс», «менее глубокий транс», и пользуемся т.н. техниками «углубления транса», некоторыми авторами само понятие «глубина транса» сейчас подвергается сомнению. Так, Стивен Гиллиген говорит: «Говорить более или менее глубокий транс – это то же самое, что говорить «Более или менее солёный транс» или «Более или менее жёлтый транс». Он обосновывает это тем, что в один и тот же момент времени относительно разных моментов реальности можно быть на разных уровнях транса.

Кроме того, в классических шкалах гипнабельности глубина транса определяется теми гипнотическими феноменами, которые могут быть получены. В частности, каталепсия и левитация руки считаются феноменами, свидетельствующими о среднем уровне транса. А как тогда быть с наведением левитацией руки и с наведением каталепсией руки, когда гипноз получают с помощью этих феноменов? Какова в данном случае глубина транса? Т.е. сначала получают гипнотический феномен, и уже благодаря этому – гипноз. Это сложный теоретический вопрос, и эту дискуссию нужно иметь в виду, когда мы будем пользоваться терминами «лёгкий транс», «глубокий транс», «углубление транса» и т.п. Интуитивно все мы понимаем, что, говоря о более или менее глубоком трансе, мы говорим о степени самопоглощённости, о той степени, в которой человек не обращает внимания на окружающее.

Утилизация

Одна из основных характеристик эриксоновского подхода заключается в том, что это утилизационный – т.е. «использующий» подход. Используется всё – всё то, что знает и умеет терапевт, всё то, что исходит от клиента. Очень важно признавать и использовать субъективную реальность клиента – имеющиеся у него на данный момент ощущения. Умение использовать и адаптироваться – одна из важнейших черт эриксоновского терапевта. При одном и том же наведении один человек войдёт в лёгкий, а другой – в достаточно глубокий транс; терапевт будет работать с тем, что ему предъявлено и утилизировать это.

Бессознательное

В эриксоновском гипнозе оперируют понятием бессознательного. Собственно, суть подхода заключается в обращении к творческому бессознательному человека. До Эриксона бессознательное понимали в основном по Фрейду – как такую область человеческой психики, в которой существуют первичные, неокультуренные влечения. Для того чтобы их сдерживать, имеются такие инстанции как «Эго» и «Суперэго». Если эти первичные влечения прорвутся из бессознательного в сознание, это чревато для человека большими неприятностями. Это, кстати говоря, один из основных страхов перед гипнозом – страх утраты контроля: «Я войду в гипноз, и буду делать и говорить такое… И все узнают…». Человек ничего не будет делать в гипнозе такого, чего бы он не стал делать без гипноза – за одним исключением, когда гипноз используется как извинение для того, чтобы сделать то, что очень хочется, но чего человек не может себе позволить. Чтобы потом можно было сказать: «Ну что же вы хотите, я за себя не отвечал, я был под гипнозом…»

Милтон Эриксон полностью изменил наше представление о бессознательном. Для него бессознательное – это позитивная инстанция, огромный склад ресурсов. Или, пользуясь современным языком – компьютер с огромным количеством позитивных программ. Бессознательное работает на нас, для нашей пользы.

Понятие бессознательного позволяет решить еще одну очень важную проблему – проблему атрибуции – т.е. приписывания.

Кто отвечает за результат терапевтической работы?

Если терапевт будет думать что за него целиком отвечает он – то это означает взваливать на себя груз огромной ответственности – ответственности за жизни других людей. Давайте разберемся, кто за что отвечает.

Клиент отвечает за содержание – он принёс проблему, с которой будет осуществляться работа.

Терапевт отвечает за процесс. Он организует процесс, в ходе которого у клиента могут возникнуть необходимые изменения. Терапевт – техник;

как у всякого уважающего себя техника у него есть чемоданчик с инструментами. Он на время предоставляет в распоряжение клиента свой инструмент и свои профессиональные навыки. Но поскольку он добрый техник, он ещё и дарит ему свой инструмент – обучает его самогипнозу. А у него самого от этого не становится меньше.

Итак, клиент отвечает за содержание, терапевт – за процесс. За результат отвечает бессознательное клиента.

Это – очень удобная и практичная точка зрения. Она удобна для терапевта – она избавляет его от чувства вины в тех случаях, когда клиент не изменяется в той мере, в какой хотелось бы терапевту. Каждый изменяется тогда и настолько, когда и насколько он к этому готов. Как любил говорить Жан Годен: «Делаешь, что можешь, а потом ждёшь».

Эта точка зрения также удобна для клиента. Мы объясняем ему: «Ты не можешь справиться со своей проблемой, но есть часть тебя самого – твое бессознательное – которое может. Дай ему поработать». Можно сказать, что гипноз – это временное снятие ответственности.

Не обязательно пользоваться именно термином «бессознательное». Можно использовать любой синоним, осмысленный для клиента: «часть тебя самого», «твой внутренний разум», «твой глубинный разум», «твоё глубинное Я», «твоё истинное Я», «твой внутренний учитель», «твой внутренний мудрец» и т.д. Важен не термин «бессознательное», а сам факт разделения, диссоциации: «Ты не можешь справиться со своей проблемой, но есть часть тебя, которая может, и эта часть может работать самостоятельно. Дай ей поработать».

Ресурсы

Что такое ресурсы? Откуда они взялись в бессознательном? Они взялись из нашего опыта. У каждого из нас за плечами – огромный опыт обучения, достижений, преодолений и побед. Каждый из нас когда-то не умел ходить – а потом встал и пошёл. Не умел говорить – и овладел человеческой речью. Научился читать, писать, пользоваться одеждой, ножом, вилкой, транспортом и другими т.н. «культурными предметами» - т.е. такими, которые один человек создал для другого. Обучение прямохождению и речи – это было самое трудное обучение в нашей жизни. Всё остальное легче. Это было самое трудное – и мы с этим справились.

И весь этот опыт успешного обучения и достижений хранится в бессознательном и его можно использовать. Даже когда человек находится в глубокой депрессии и говорит, что у него никогда ничего не получалось – можно быть абсолютно уверенным, что это не так.

Кроме того, у каждого человека – даже если он об этом сейчас не помнит – были моменты радостных, счастливых переживаний; эти чувства тоже сохраняются в бессознательном. Всё это вместе и образует наши ресурсы. Беда, однако, в том, что эти ресурсы большей частью для человека закрыты – у него нет к ним доступа. Человек не может использовать весь этот опыт для того, чтобы добиваться успехов и побед в сегодняшней жизни. Человек, лишенный доступа к своим ресурсам, похож на прекрасный приемник с заблокированной ручкой, который мог бы ловить передачи со всего мира, а ловит только одну программу – да и ту с трудом.

Доступ к ресурсам мы обеспечиваем, помогая человеку войти в транс. Транс – это «состояние доступа». Активность левого полушария (сознания) немного понижается, активность правого (бессознательного) – повышается; открывается доступ в эту волшебную пещеру Алладина. Можно идти и брать то, что тебе нужно.

Почему человек зачастую не может использовать ресурс? Потому что люди представляют себе свою жизнь по принципу подводной лодки – разделённой на непроницаемые отсеки. Для подводной лодки это хорошо; когда один отсек затопляет, другие остаются на плаву. Для представлений о человеческой жизни – не очень. Какое отношение то, что сейчас человеку нужно найти новую хорошую работу, имеет к тому, что когда-то он научился ходить и говорить? Вроде бы никакого – на поверхностном уровне. Но есть более глубокий уровень, на котором все события его жизни взаимосвязаны, потому что у них есть общий центр. Этот центр – его «Я»; это события его жизни. На более глубоком уровне есть что-то вроде внутренней сети Интернет; и можно войти в эту сеть, взять ресурс в одном месте и перенести его в другое. Как перенести? Мы обращаемся к части нас самих – к нашему внутреннему разуму, к бессознательному – с просьбой найти оптимальные пути использования данного ресурса применительно к каким-то конкретным событиям нашей жизни и привести его в действие.

1.3. Основные принципы

При работе с пациентами ваша цель заключается

в том, чтобы обеспечить их внимание, обеспечить

их сотрудничество и убедиться в том, что они

отвечают настолько хорошо, насколько могут.

Милтон Эриксон.

Сотрудничество

Эриксоновский подход к гипнозу построен на сотрудничестве; терапевт и клиент – равноправные партнеры. Человеку ничего не пытаются навязывать, и уж тем более его не пытаются «подчинить своей воле» (одно из расхожих представлений о гипнозе). Основная задача заключается в том, чтобы помочь ему максимально полно воспользоваться его собственными возможностями и ресурсами для достижения его собственных целей. Эриксон говорил об этом так: «Цель психотерапии заключается в том, чтобы помочь пациенту максимально эффективно жить в соответствии с его собственными представлениями».

У большинства людей слово «гипноз» вызывает совершенно определенные представления: обладающий некими мистическими качествами («гипнотическими» способностями, сильной волей, «магнетическим» взглядом и т.п.) гипнотизер таинственными приёмами погружает человека в глубокий сон, в котором тот безоговорочно выполняет любые его приказы. Часто приходится слышать, как люди с гордостью говорят: «Я не поддаюсь гипнозу». За такими словами лежит представление о гипнозе как о борьбе, в которой выигрывает тот, у кого воля сильнее. Рядом со словом «гипноз» часто возникает грозное слово «зомбирование». Эта страшная картина с реальным гипнозом не имеет ничего общего.

В традиционном, классическом гипнозе – таком, который пришел к нам из XIX века, в котором гипноз отождествлялся со сном, гипнотизёр действительно стремится погрузить человека в «гипнотический сон» и подает ему прямые внушения-команды. Однако эти команды вовсе не обязательно выполняются; уже давно показано, что ни в каком, даже самом глубоком, гипнозе, невозможно заставить человека делать то, чего он не хочет делать, что противоречит его моральным принципам и убеждениям. Современный же гипноз настолько не похож на эту традиционную процедуру, что, увидев сеанс современного гипноза, многие наверняка сказали бы: «Да это вовсе и не гипноз».

Надо хорошо понимать, что гипноз не даёт власти над другим человеком. Это иллюзия. Иллюзия власти умело создается гипнотизёром. Рассмотрим пример. Эстрадный гипнотизёр показывает «чудеса гипноза» не на всех. Сначала он отбирает людей с помощью определенных проб. Фактически он смотрит, у кого как работает идеомоторика – и отбирает людей с хорошей идеомоторикой. Есть несколько классических проб.

Например, идеомоторную пробу можно провести так: «Вытяните руки перед собой ладонями вверх. Представьте себе, что на правой руке лежит груз весом в пять килограмм. Если вы создадите хороший образ, вы сможете почувствовать, что под тяжестью этого воображаемого груза ваша рука начинает опускаться». Затем можно попросить увеличить воображаемый вес: «А теперь представьте себе, что вес увеличился, что вы добавили ещё пять килограмм. И рука опускается ещё быстрее». Совершенно ясно, что вы сами это делает – это ваши собственные идеомоторные процессы.

Что делает эстрадный гипнотизёр? Начало почти такое же: «Вытяните руки перед собой ладонями вверх. Представьте себе, что на правой руке лежит груз весом в пять килограмм. Под тяжестью этого груза ваша рука опускается». Но вот продолжение коренным образом отличается: «Я добавляю ещё пять килограмм! И под тяжестью этого груза ваша рука опускается, опускается, опускается!».

Понятно? Это он кладёт. И когда рука опускается – в результате собственных идеомоторных процессов – человек верит, что это результат «воздействия» гипнотизёра. Ведь это он «положил гирю». Колдун!

Кусочек власти перешёл от человека к гипнотизёру – но только потому, что он сам её отдал. Потом с помощью следующего гипнотического феномена отбирается ещё кусочек власти, потом – ещё… гипнотизер имеет над человеком только ту власть, которую тот сам ему отдал.

Одна из основных задач эриксоновского гипнотерапевта – обучить человека, чтобы он затем мог сам делать то, что они делают вместе, обучить его самогипнозу. Поэтому эриксоновский гипноз – это всегда сотрудничество, добровольное взаимодействие двух людей. «Гипнотерапевт», или «оператор» владеет определённым набором техник, которые позволяют человеку войти в состояние транса и использовать его для своих целей. Этим техникам он обучает своего «клиента» (а может быть, правильнее было бы сказать «партнёра»). «Клиент» полностью контролирует ситуацию; здесь не может быть и речи ни о приказах, ни о бездумном им подчинении. Транс – это не сон и не потеря сознания; транс – это «погружение в себя»: в свои мысли, воспоминания, ощущения, переживания. При этом человек ни на минуту не перестаёт осознавать, где он находится и что с ним происходит и в любой момент он может прервать сеанс, если ему что-то не нравится. Особое искусство, которому человек обучается на сеансах эриксоновского гипноза – это искусство «отстраненности». Всю свою жизнь человек обучается владеть своими сознательными механизмами; мы знаем, что когда мы хотим чего-то достичь, надо напрячься, сконцентрироваться, собрать волю в кулак… однако с бессознательными механизмами это не проходит – они устроены иначе. Их нельзя «заставить» работать: чем больше мы будем напрягаться и «собирать волю в кулак», тем меньше у нас будет получаться. Для того чтобы заработали бессознательные механизмы, надо «отпустить тормоза», «отстраниться» – и предоставить им работать. Это и есть то главное искусство, которым человек овладевает на сеансах эриксоновского гипноза, а затем использует в самогипнозе. Главное действующее лицо в эриксоновском гипнозе – это клиент; он выполняет определённую внутреннюю работу, а терапевт «сопровождает» его, создавая оптимальные условия для этой работы. Одна из аксиом психотерапии гласит: «Человек приносит с собой не только проблему, но и её решение – только он об этом пока не знает». Эриксоновский гипноз – это один из быстрых и эффективных способов дать человеку узнать об этом решении.

Эриксоновский гипноз - это инструмент; и как всякий инструмент, он может быть использован в зависимости от потребностей того, кто им пользуется. Для кого-то достаточно того, что разрешилась та проблема, с которой он обратился. Многие люди, ознакомившись с эриксоновским гипнозом, используют его в дальнейшем как самогипноз – и после того, как разрешилась проблема: для того, чтобы быстро восстановить силы, привести себя в хорошее расположение духа, избавиться от неприятных переживаний. Кто-то идет ещё дальше, и, благодаря систематическим занятиям, приобретает контроль над болью, обучается изменять ход времени и овладевает другими гипнотическими феноменами, которые позволяют человеку использовать его скрытые способности, о многих из которых он не подозревал.

Эриксоновский гипноз – это самопознание, обучение тому, как стать более успешным и эффективным. Эриксоновский гипнотерапевт выступает в роли учителя, который овладел этими методами и передает их тем, кто к нему обратился – своим клиентам. А ещё можно сказать – как проводник, который знает пути и тропинки в стране транса и помогает идти по ним своим клиентам.

Безопасность и комфорт

Терапевт стремится обеспечить своему клиенту в сеансе гипноза чувство безопасности и комфорта. С этой целью клиенту предоставляется максимум свободы и возможность делать выборы. Для этого по ходу сеанса вставляются своеобразные «предохранители», например: «Из всего того, что я говорю, бессознательное может отобрать то, что необходимо, и использовать это, и отбросить и забыть всё остальное». Или: «Если я скажу что-то, что не подходит, это можно просто не слышать».

Эриксон говорил: «Когда я просматриваю записи моей работы, меня самого поражает, насколько я осторожно и бережно обращаюсь с пациентами».

Обратная связь

Сеанс эриксоновского гипноза – это сотрудничество; поэтому очень важно ощущение контакта. Разрывать контакт недопустимо; клиент во время сеанса не должен чувствовать себя брошенным, покинутым, он должен всё время ощущать контакт с терапевтом.

Существенную роль в поддержании контакта играет обратная связь. Человек никогда не сидит полностью неподвижно – особенно в начале сеанса. Он двигается, у него есть мимика, он может засмеяться, улыбнуться, что-то ещё. Что бы он ни делал – это надо воспринимать как телеграмму, адресованную лично тебе – и дать «расписку в получении» - обратную связь.

Клиент меняет позу – сказать: «Хорошо найти удобную позу».

Смеётся – «хорошо быть в хорошем настроении»; или «Да, это забавно».

Или просто сказать «Да», «Угу», кивнуть головой.

Что бы ни произошло – всё хорошо. Не надо объяснять, почему хорошо.

Здесь важно отметить два момента.

Первое. В сеансе клиент не должен потерпеть неудачи. Поэтому что бы ни происходило – всё хорошо. Всё принимается.

Второе. Когда терапевт дает такую обратную связь, он транслирует очень важное послание – «Я вижу, что с тобой происходит, и принимаю это».

Такая обратная связь – одна из важнейших техник работы с сопротивлением. Самое простое и лёгкое, что можно сделать с сопротивлением – это переквалифицировать его в сотрудничество.

Предположим, человек смеётся. Терапевт говорит ему: «Да, это может быть забавно». Что «это»? Неизвестно. Может быть, ему просто хорошо и весело. Может быть, он вспомнил что-то смешное. Может быть, его забавляют слова терапевта. А может быть, это сопротивление – смех может быть формой сопротивления. Неважно. Когда терапевт говорит клиенту: «Это может быть забавно», он фактически говорит ему: «Можно делать то, что ты делаешь. Я это вижу и принимаю. Для меня это нормально. Меня это не смущает. Мы с тобой по-прежнему вместе, рука об руку. Мы идем в одном направлении». А если бы в ответ на его смех терапевт сказал себе: «Это сопротивление» - он бы создал для себя проблему. Теперь придется что-то делать с сопротивлением. Так что обратная связь – это важно.

Прекрасный образ для эриксоновского гипнотерапевта – король из «Маленького принца». На одной из планет жил король, все приказы которого всегда исполнялись. Когда он ехал по своим владениям и видел, что человек работает, он говорил: «Приказываю тебе работать». А когда он видел, что человек отдыхает, он говорил: «Приказываю тебе отдыхать».

Демистификация

Итак, гипноз – это игра, которая разворачивается по определённым правилам. Поэтому первое, что нужно сделать – это объяснить человеку, по каким правилам с ним сейчас будут играть – т.е. создать у него определенные установки. Французы называют это «Демистификация техники». Некоторые англоязычные авторы называют это «Двухминутная двухцентовая лекция по гипнозу». На наши деньги – двухкопеечная. Человеку надо объяснить, что в гипнозе нет ничего ни магического, ни мистического, что всё это научно, просто и понятно.

Не надо много рассказывать. Надо объяснить, что у человека есть сознание и есть бессознательное; работа сознания связана с работой левого полушария головного мозга, а работа бессознательного – с работой правого полушария. Обычное наше состояние – такое, при котором левое полушарие активировано значительно больше правого. Наши упражнения позволяют немного понизить активность левого полушария и немного повысить активность правого.

Полезно привести несколько повседневных примеров работы бессознательного.

«Мы с вами разговариваем, и вы меня слушаете сознательно, и в то же время вы медленно качаете головой в знак того, что соглашаетесь со мной, и это вы делаете бессознательно».

«Мы с вами сидим и разговариваем, и это происходит сознательно, и в то же самое время бессознательное регулирует очень важные и очень сложные процессы в организме – дыхания, кровообращения, пищеварения и другие».

Хорошо подчеркнуть, что происходит обучение. Можно сказать: *«Вы здесь для того, чтобы учиться вместе со мной. Я научился раньше вас, а теперь и вы научитесь».*

Не надо говорить «Мы проведем опыт» - люди не любят быть подопытными.

Не надо говорить «Мы проведём эксперимент» - люди не любят, чтобы на них ставили эксперименты.

Хорошее слово – «упражнение». Оно абсолютно безопасно. За свою жизнь люди делали тысячи упражнений. *«За несколько сеансов вы сделаете серию упражнений».*

Очень важно снять основной страх перед гипнозом – страх утраты контроля. Представление о гипнозе в массовом сознании – почерпнутое из книг и фильмов – такое: «Меня усыпят, и я не буду знать, что со мной будут делать». Это страшно, это пугает. Поэтому надо объяснить человеку, что контроль сохраняется, что он остается хозяином положения. *«В каждый момент нашей совместной работы вы будете осознавать всё, что происходит. Если вам что-то не понравится, в любой момент вы можете прервать упражнение, и мы сможем поговорить. Для этого будет достаточно сделать глубокий вдох и открыть глаза».*

Полезно также ввести невербальный сигнал на выход из транса – на тот крайне маловероятный, но теоретически возможный случай, если будет потерян вербальный контакт с клиентом – если он перестанет реагировать на слова. *«А если я захочу прервать упражнение, я сделаю вот так»* - и прикоснуться рукой к плечу клиента.

Постановка цели

Постановка цели - очень важный момент

Человек определяется в психологии как существо целеполагающее – т.е. ставящее цели. Цели ставятся на уровне сознания. А бессознательное – это реализующий механизм, который помогает в достижении поставленных целей. Так что цель, поставленная перед сеансом, ориентирует все бессознательные механизмы, запущенные в сеансе, на достижение этой цели – независимо от использованных техник.

Постановка цели – важный момент заключения так называемого терапевтического договора, когда терапевт спрашивает своего клиента: «Что бы вы хотели получить в результате нашей совместной работы?» (или – «Нашего контакта», или «Нашего взаимодействия»).

Возможен такой вариант ответа:

- Я хочу, чтобы меня больше не терзали эти головные боли, чтобы у меня больше не было депрессии, чтобы меня прекратили терроризировать члены моей семьи, чтобы ко мне больше никто не приставал.

- Очень хорошо. Это то, чего вы **не хотите.** А чего вы хотите?

Т.е. нужно получить позитивно сформулированную цель. Иногда человек не может сформулировать цель. Может выясниться, что это и есть его основная проблема – у него нет жизненных целей, он не знает, чего он хочет, к чему стремится. Он страдает от чувства неуспеха и нереализованности – а как может быть успех, если неизвестно, где он должен быть, в какой сфере. В этом случае приходится временно оставить гипноз в стороне и посвятить время выяснению целей. Вспоминается женщина, которая после безуспешной попытки сформулировать цели, в отчаянии воскликнула:

- Ну откуда люди берут цели!

- Очень просто. Люди берут цели из ценностей. Что для вас в этой жизни важно и ценно?

- Не знаю.

Она не знает, что для неё важно. Конечно, тогда очень трудно сформулировать цели. В этом случае приходится сначала разбираться с ценностями.

Возможен другой вариант: «Хочу это, и вот это, и то, и вон то большое, синее, не знаю что, тоже хочу».

- Очень хорошо. Из всего этого что вы хотите в первую очередь?

Т.е. нужно получить конкретную, реалистичную, позитивно сформулированную цель.

1.4. О Милтоне Эриксоне

Милтон Эриксон – наш современник; годы жизни 1901 – 1980. Считается «отцом» практически всех современных направлений краткой психотерапии. Семья – из норвежских эмигрантов; отсюда фамилия. Семья была большая, сначала – шахтёрская, затем – фермерская.

У Милтона Эриксона при жизни было два прозвища: «Мистер Гипноз» - потому что он был признанным мастером в области гипноза, и «Американский герой» - потому что с самого начала жизни он был поставлен в рамки очень жёстких ограничений – и сумел их преодолеть и стать тем, кем он стал.

Милтон Эриксон в детстве отличался некоторыми особенностями развития. Он не говорил до 4 лет. Когда сердобольные соседи говорили матери: «Мамаша, а ребёночек-то не говорит», мудрая мама отвечала: «Он занят. Он думает. Настанет время – заговорит». По этому поводу Эриксон затем говорил своим ученикам: «Да, я заговорил в четыре года; ну и что?

Вот моя младшая сестра; заговорила в два года, говорит до сих пор; пока ещё ничего не сказала».

Эриксон плохо различал цвета. Лучше всего он различал фиолетовый цвет. Поэтому у Эриксона было много предметов фиолетового цвета – ему их дарили, чтобы доставить удовольствие. У него был даже фиолетовый телефон.

Милтон страдал аритмией и тональной глухотой – т.е. не различал ритма и высоты звука. Он долго не мог понять, почему люди сбиваются в кучку и громко орут, и это называется «пение». Тем более удивительно то, что некоторые из разработанных им позже техник построены на изменении высоты звука.

На долю Эриксона выпало немало испытаний. В 17 лет он перенёс приступ полиомиелита, после которого оказался надолго парализован, а в 42 года перенёс повторный приступ, после которого оказался до конца своих дней прикован к инвалидному креслу-каталке.

Описание биографии Милтона Эриксона не входит в нашу задачу; сейчас уже достаточно многое о Милтоне Эриксоне переведено на русский язык. Сейчас вспомним лишь об одном эпизоде, т.к. он связан с последующими представлениями Милтона Эриксона о гипнозе.

Итак, в 17 лет Милтон Эриксон был парализован. Иногда он лежал на кровати, а иногда его пересаживали в кресло-качалку. И однажды он оставался в этом кресле-качалке несколько часов. И вдруг он заметил, что кресло слегка раскачивается. Рядом никого не было, так что никто кроме него не мог раскачивать кресло. Но он не мог его раскачивать, потому что он был парализован. Но ведь кресло раскачивалось! И тогда он стал представлять себе, что оно раскачивается всё больше и больше – и кресло стало раскачиваться всё больше и больше. Так в возрасте 17 лет Эриксон открыл для себя идеомоторные движения. И тогда он стал мысленно перебирать и воспроизводить ощущения от разных движений – ощущения, которые возникали у него, когда он бегал, прыгал, плавал, лазил на деревья. Т.е. он использовал идеомоторные и идеосенсорные феномены. И в результате он восстановил у себя движения в полном объёме – до такой степени, что смог в одиночку на каноэ проплыть через несколько штатов, чтобы полностью восстановить и укрепить мышцы.

Позже, когда он стал признанным специалистом в области гипноза, этот опыт повлиял на его представления о гипнозе. Он писал:

«Гипнотическое состояние – это опыт, принадлежащий субъекту, исходящий из его собственных накопленных обучений и воспоминаний, не обязательно осознанных».

И ещё: «Гипнотический транс принадлежит только самому субъекту; оператор может лишь научиться, как предоставлять стимулы и внушения, вызывающие поведение, основанное на собственном прошлом опыте субъекта».

Кстати, этот опыт Милтона Эриксона – одна из причин того, что мы занимаемся сопровождением в приятном воспоминании. Фактически он сам себе делал сопровождения в приятном воспоминании.

1.5. Микродинамика транса

Эриксон и Росси проанализировали работу Эриксона и выделили те этапы, те формально-динамические моменты, которые обязательно присутствуют в любом трансе. Они назвали это «Микродинамика транса».

1. Фиксация внимания

Транс можно рассматривать как внутренний фокус внимания. Гипноз вообще можно рассматривать как «игры с вниманисм». Процитируем Эриксона: «Гипноз наступает не вследствие повторения. Он наступает в результате облегчения способности вашего пациента принимать идею и отвечать на эту идею. Не надо много идей – это может быть одна-единственная идея, предъявленная в подходящий момент, так, чтобы она поглотила всё внимание пациента. При работе с пациентами ваша цель заключается в том, чтобы обеспечить их внимание, обеспечить их сотрудничество и убедиться в том, что они отвечают настолько хорошо, насколько могут».

Поэтому любой гипноз – традиционный, эриксоновский, всегда начинается с одного и того же – с фиксации внимания.

В традиционном гипнозе гипнотизёр часто фиксировал внимание на каком-нибудь блестящем предмете, предлагая неотрывно на него смотреть; одно время для этого было модно использовать хрустальные шарики.

Эриксон по этому поводу говорил: «Воображаемые шарики обходятся намного дешевле» (т.е. можно предложить смотреть на воображаемый хрустальный шарик). Или же гипнотизёр предложит смотреть себе в глаза. Невропатолог может предложить смотреть на обратную сторону неврологического молоточка.

Это – фиксация внимания в зрительной модальности. В принципе неважно, на чём и в какой модальности фиксировать внимание. Его можно фиксировать на чём угодно.

Внимание можно фиксировать в слуховой модальности. Можно предложить услышать окружающие звуки. Можно предложить услышать воображаемые звуки (тоже «обходится намного дешевле») – например, услышать любимую мелодию.

Можно фиксировать внимание в кинестетической модальности – на ощущениях. Фиксация внимания в кинестетической модальности используется при работе с человеком, испытывающим боль, т.к. в этом случае фиксация внимания в какой-либо другой модальности весьма проблематична. Когда к Эриксону приходил пациент, испытывающий боль, он начинал его подробно расспрашивать об этой боли, задавал о ней много вопросов. Описывая свою боль, пациент входил в транс.

Можно фиксировать внимание в ольфакторной модальности (обоняние) – предложить клиенту ощутить в своем воображении какой-нибудь запах.

Можно фиксировать внимание в густативной модальности (вкус) – предложить вспомнить какой-нибудь вкус.

Часто для фиксации внимания используется рассказывание историй; но рассказывать надо не бог весть что, а то, что заинтересует клиента. Например – «параллельную» историю о другом клиенте, у которого была такая же проблема и который имеет много сходного с тем клиентом, которому рассказывается история.

Один из способов зафиксировать внимание – вести себя необычно. Те, кто работает с детьми, для того, чтобы зафиксировать внимание, могут изобразить какое-то животное. Некоторые терапевты для этой цели осваивают фокусы.

2. Депотенциализация сознания

После того, как внимание зафиксировано, нужно сделать так, чтобы понизилась активность сознательного разума. Собственно, это и есть вхождение в транс. Эриксон и Росси называют это **депотенциализация сознания.** Депотенциализация – временное снижение действенности, активности сознания.

Эриксон и Росси описывают четыре основных способа депотенциализации сознания.

1)   Замешательство

Первый способ – замешательство. Техникам создания замешательства посвящена отдельная глава. Сейчас отметим, что замешательство всегда полезно для гипноза – оно практически мгновенно «выбивает» человека из левополушарного, сознательного, логического функционирования. Особенно хорошо его использовать с теми, кто стремится всё объяснить логически.

2)   Насыщение

Второй способ депотенциализации сознания – насыщение. Насыщение приносит клиенту такое количество сенсорной информации, которое превышает его возможности получения этой информации. Русский глагол «грузить» полностью соответствует этой технике.

Насыщение вызывает у человека такую мыслительную активность, которую ему трудно поддерживать.

Врач может подробно описывать какой-нибудь совершенно неинтересный физиологический процесс – например, процесс пищеварения. Психолог может подробно рассказать о том, как работает человеческая память, или восприятие. Человек сначала будет слушать, а потом отвлечётся, т.к. даётся слишком много информации. Он не в состоянии её воспринять – и, чтобы «спасти лицо», погружается в транс.

Можно рассказывать истории без конца или круговые истории.

3)   *Удивление*

Третий способ депотенциализации сознания – удивление. Оно близко к замешательству, но часто приятнее для клиента, потому что в нем есть юмор и игра слов.

Хорошо использовать в наведениях само слово «удивление» («сюрприз»):

- *И может быть через несколько мгновений вы испытаете **удивление**, отметив...*

- *Возможно, вы **удивитесь** тому, что...*

- *Для вас будет **сюрпризом**...*

Можно удивить каким-нибудь гипнотическим феноменом. Очень хорошо для этого подходит каталепсия. Можно вывести руку в каталепсию, предложить человеку, оставаясь в трансе, открыть глаза и *«Удивиться той вашей способности, о которой, возможно, вы не знали... и вновь закрыть глаза... и погрузиться в транс еще глубже».*

4)   *Психологический шок*

Шок – это очень сильное замешательство. Психологический шок очень эффективен в наведении транса. Фактически это мгновенный транс. В связи с тем, что субъективно это весьма неприятное переживание, в эриксоновском гипнозе он используется редко. Зато достаточно часто используется эстрадными гипнотизёрами.

3. *Запуск бессознательного поиска*

Третий этап микродинамики транса – запуск бессознательного поиска. Это – собственно терапевтический этап, активизация работы бессознательного, самая важная часть работы гипнотерапевта. Здесь используются все виды внушений, в том числе метафоры.

4. *Бессознательные процессы и гипнотическая реакция*

Четвертый этап микродинамики транса - «бессознательные процессы и гипнотическая реакция».

Бессознательные процессы – это те внутренние процессы поиска и использования ресурсов, которые запускаются в результате терапевтической работы.

Гипнотическая реакция – это те непроизвольные реакции, которые можно получить в трансе; в частности – каталепсия, левитация, пальцевый идеомоторный сигналинг.

М.Эриксон и Э.Росси в дидактических целях описывают этапы микродинамики транса как последовательные. Это удобно, это помогает лучше сориентироваться, лучше понять, что ты делаешь, зачем ты это делаешь и в каком моменте процесса ты находишься. Но надо хорошо понимать, что всё это может происходить одновременно. Например, наведение левитацией руки. Здесь есть и фиксация внимания, здесь есть и депотенциализация сознания (например, можно удивить видом или ощущением поднимающейся руки); здесь может быть и запуск бессознательного поиска (с помощью составного внушения: *«В то время как рука поднимается, бессознательное отыскивает необходимые ресурсы...»*); осуществляются бессознательные процессы и сама по себе левитация уже представляет собой гипнотическую реакцию.

Надо также понимать, что какие-то этапы могут очень сильно сокращаться.

ГЛАВА 2. БАЗОВЫЕ ТЕХНИКИ

2.1. Неопределенные слова

Базовые техники – это техники наведения и поддержания гипнотического транса.

В сеансе гипноза может использоваться как **сопровождение** – оказание клиенту помощи в погружении в его собственный, уже прожитый им опыт, так и **ведение** – создание нового опыта (естественно, на базе имеющегося) на основе предложенного терапевтом сюжета.

При сопровождении перед терапевтом стоит задача помочь человеку как можно полнее погрузиться в его воспоминания – т.е. увидеть образы, может быть, услышать звуки, испытать телесные ощущения, прожить эмоции и т.д. Для этого терапевт «сопровождает» - описывает клиенту его (т.е. клиента) субъективный опыт. Как показывает практика, когда человек вспоминает о чём-то в трансе с помощью сопровождения, такое воспоминание, как правило, ярче, полнее и детальнее, чем если бы он вспоминал об этом сам по себе. Перед терапевтом при этом стоит нелегкая задача – максимально достоверно описать другому человеку субъективный опыт этого человека, о котором он практически ничего не знает – кроме того немногого, что ему, может быть, предварительно сообщили.

Описание должно совпадать с субъективным опытом клиента – т.е. быть **конгруэнтным**. Конгруэнтность описания помогает клиенту оставаться в трансе. **Инконгруэнтность** – т.е. несовпадение описания с субъективным опытом человека – выводит его из транса. Инконгруэнтность обычно возникает в конкретных деталях; очень трудно оставаться конгруэнтным в деталях, если они тебе не известны достоверно. Например, терапевт говорит клиенту, находящемуся в трансе: *«Ты лежишь на пляже, слышишь шорох волн, ощущаешь запах водорослей, чувствуешь приятное прикосновение кожи к нагретому солнцем песку...»* и вдруг клиент выходит из транса и с недоумением смотрит на терапевта. Не было никакого песка – пляж был галечный. Описание не совпало с субъективным опытом клиента – оказалось инконгруэнтным.

Описывать субъективный опыт другого человека, оставаясь при этом конгруэнтным, позволяют ***«неопределенные слова».***

Грамматически неопределенные слова – это родовые наименования. Куртка, брюки, платье, юбка, плащ – «одежда». Ветер, солнце, град, ураган – «погода». Поезд, самолет, пароход, машина – «транспорт». Весна, лето, осень, зима – «время года». Утро, день, вечер, ночь – «время суток». Речь становится максимально неопределенной.

С помощью неопределённых слов терапевт как бы создаёт «пустую рамку», которую заполняет сам клиент. При этом ему кажется, что терапевт детально описывает его переживания. Нередко можно услышать: «А откуда вы это знали?»

Когда вы начинаете осваивать эту технику, вам сначала может показаться, что у вас маленький словарный запас – неопределенные слова быстро кончаются. Но очень скоро словарный запас сравняется со словарным запасом русского языка и этот навык станет автоматическим.

Пример

Один из нас читал лекцию по психологии семейных отношений. Речь шла о супружеских конфликтах. И вдруг одна женщина заявляет:

- Я поняла! У одного супруга образуется внутри энергетическая пустота, другой заполняет её своей энергией, и так разрешаются супружеские конфликты.

Ничего подобного не говорилось. И лектор оказался в сложной ситуации.

Сказать ей «Нет, это не так»? Но ведь она что-то поняла, пусть и в своих терминах; это было бы непедагогично.

Просто не обратить внимания? Это невежливо – она ждёт какой-то реакции.

Начать обсуждать проблемы энергетики? Это очень увлекательно, но совершенно не интересует остальную группу.

Ответ был таким: «Да, пустота должна быть заполнена».

Это – неопределенные слова. Минут через пять – просто из интереса – лектор её спросил: «Вы помните мой ответ на вашу реплику?

- Конечно, помню. Вы сказали, что когда у одного из супругов внутри образуется энергетическая пустота, другой заполняет её своей энергией, и так разрешаются супружеские конфликты.

- Вы слышали, как я это сказал?

- Конечно, слышала. Я же не глухая.

Она уверена, что она это слышала. Разубедить невозможно.

Техники эриксоновского гипноза – это коммуникативные техники. Поэтому они работают не только в трансе, но и вне транса. Это в полной мере относится к технике «неопределенные слова». Эта техника позволяет поддерживать общение на любую тему.

2.2. Сопровождение в приятном воспоминании

В эриксоновском гипнозе много техник. Но есть одна техника, которая стоит особняком. Это техника, которая называется «Сопровождение в приятном воспоминании». Это, с одной стороны, учебное упражнение; на нём обычно начинают учиться эриксоновскому гипнозу, с другой стороны – техника наведения транса; и с третьей стороны – терапевтическая техника

Сопровождение в приятном воспоминании с использованием неопределенных слов

Терапевт: - *Через несколько мгновений я попрошу вас мысленно отправиться на поиски приятного воспоминания – т.е. такого момента в вашей жизни, когда вы чувствовали себя хорошо, легко, уверенно. И когда это хорошее воспоминание придет, вы можете дать мне об этом знать, просто кивнув головой. И у вас для этого есть всё необходимое время.*

Хорошо. Пожалуйста, некоторое время сохраняйте контакт с этим приятным воспоминанием... потому что я не знаю, где это было... и я не знаю, когда это было... и я не знаю, какое это время года... и какое время суток... и какая стоит погода... и я даже не знаю, один ли вы в этот приятный момент вашей жизни, или кто-то есть рядом с вами.

И своим внутренним взором вы можете видеть то, что вас окружает в этот приятный момент вашей жизни.

Вы можете видеть, как падает свет... как ложатся тени... как соотносятся формы и объемы. Вы можете видеть то, что близко, то, что на переднем плане, и то, что далеко, то, что на дальнем. Вы можете видеть то, что слева и то, что справа. Вы можете видеть то, что наверху и то, что внизу. И постепенно могут всплывать детали... полузабытые, или совсем позабытые...и среди всего того, что вас окружает в этот приятный момент вашей жизни, вы можете выбрать цвет, который вам нравится... это может быть природный цвет, или цвет какого-то предмета…и когда вы выберете этот цвет, вы позволите своей голове кивнуть, чтобы дать мне об этом знать.

Хорошо. И продолжая видеть то, что вы видите, вы, может быть, уже начинаете слышать… слышать звуки этого времени и этого места… это могут быть звуки природы, или города, или человеческой речи, или какие-то другие… и любые звуки, которые до вас доносятся, вы можете вплетать в свое приятное воспоминание… и трансформировать их, изменять… так как вам хочется… и вы можете слышать то, что вы хотите слышать…

И в этот приятный момент тело занимает определённое положение в пространстве… оно или движется, или находится в покое… и постепенно к телу могут приходить соответствующие ощущения…

Некоторые люди могут в своем воспоминании почувствовать запах… запахи обладают почти волшебной властью воскрешать воспоминания… иногда достаточно случайно налетевшего запаха, и воспоминание встаёт во всей полноте, во всей конкретности…

А может быть, есть какой-нибудь вкус на губах…я не знаю…

И по мере того, как проходит время, может прийти эмоция… чувство… то приятное чувство, которое вы испытываете в этот приятный момент своей жизни… оно может быть той же интенсивности или другой… неважно… и когда это хорошее чувство придёт, голова кивнет, чтобы дать об этом знать. И есть всё необходимое время, чтобы позволить прийти этому чувству…

(Кивок головой).

Хорошо. Пожалуйста, некоторое время сохраняйте контакт с этим приятным чувством. Потому что эта эмоция, это чувство – это ресурс… ресурс, который поможет разрешать проблемы, преодолевать препятствия, приближаться к цели…

И сейчас совершенно неважно, чем занимается ваш сознательный разум. Он может оставаться в этом приятном воспоминании… или скользить от одного приятного воспоминания к другому, от одного приятного образа к другому… или просто позволить приходить приятным образам, грезам, фантазиям, воспоминаниям… неважно…

потому что сейчас ваше бессознательное может найти оптимальные пути использования этого ресурса... и использовать его... применительно к нынешним и будущим ситуациям вашей жизни...

И эта очень важная и очень нужная работа может продолжаться... и в обычном бодрствующем состоянии... и во сне... часы, дни, недели, может быть больше... столько, сколько необходимо... чтобы вы могли воспользоваться... результатами... этой работы.

И есть какая-то часть этой работы, которая должна быть выполнена именно здесь и сейчас... и когда эта часть работы будет выполнена, бессознательное позволит вам сделать глубокий вдох, слегка потянуться, и открыть глаза, и вернуться в обычное состояние... и когда вы вернётесь в обычное состояние, я надеюсь, что вы будете чувствовать себя хорошо, бодрым, отдохнувшим... и мы сможем поговорить.

Комментарий

Теперь разберем подробно технические моменты сопровождения.

Терапевт просит клиента мысленно отправиться на поиски приятного воспоминания – и уточняет, что такое приятное воспоминание: это такие моменты его жизни, когда он чувствовал себя хорошо, легко и уверенно. Запрашивается подтверждающий сигнал – кивок головой. Очень важно дать человеку всё необходимо время; у кого-то воспоминание приходит быстро, у кого-то – медленно; важно, чтобы клиент не чувствовал себя обязанным обязательно что-то выдать сию же минуту. Иначе он может начать просто выдумывать.

Сигнал получен – воспоминание пришло. Терапевт просит клиента некоторое время сохранять контакт с этим воспоминанием, потому что сейчас оно будет прорабатываться – становиться всё более конкретным.

Дальше воспоминание локализуется во времени и в пространстве с помощью техники «неопределенные слова». *«Пожалуйста, некоторое время сохраняйте контакт с этим приятным воспоминанием... потому что я не знаю, где это было...»* «Потому что» не указывает ни на какую причинную связь. Это просто связка для гладкости речи.

«Я не знаю, где это было...» это – пустая рамка, которую заполняет клиент. Терапевт не знает, где это было, но клиент знает – и вспоминает. Воспоминание локализовано во времени.

«И я не знаю, когда это было...» Но он знает – и вспоминает. Воспоминание локализовано в пространстве.

«И я не знаю, какое это время года... и какое время суток... и какая стоит погода... и я даже не знаю, один ли вы в этот приятный момент вашей жизни, или кто-то есть рядом с вами...» и в воспоминании клиента воскресает и время года, и время суток, и погода, и спутники, если они есть...

Формулировка «Я не знаю» - очень удобный способ создать неопределенную рамку, которую заполняет сам клиент. «Я не знаю» подразумевает «Но ты знаешь».

Только не надо думать, что это единственно возможный способ. Эриксоновский гипноз необыкновенно гибок, способов сделать одно и то же – очень много. Так, можно было бы просто сказать: «Пожалуйста, локализуйте ваше воспоминание во времени и в пространстве». Или: «Вспомните, где и когда это было».

Дальше терапевт начинает прорабатывать воспоминание, делая его всё более и более реальным, делая эту субъективную реальность на некоторое время единственно реальной. Для этого систематически прорабатываются все модальности (т.е. терапевт систематически проходит по органам чувств).

Сначала прорабатывается зрительная модальность. В принципе начинать можно с какой угодно; если вы умеете определять ведущую модальность клиента, то начинать лучше с неё. Но со зрительной тоже хорошо начинать, потому что наша культура во многом визуальна, и эта модальность для всех нас привычна. Итак, терапевт начинает со зрительной модальности, активно используя неопределенные слова.

«И своим внутренним взором вы можете видеть то, что вас окружает в этот приятный момент вашей жизни.

Вы можете видеть, как падает свет... как ложатся тени... как соотносятся формы и объемы».

Всё это - неопределенные слова. В любой ситуации, в которой хоть что-то можно увидеть, можно видеть, как падает свет, как ложатся тени, как соотносятся формы и объемы. Это – пустая рамка, в которую можно вставить что угодно.

«Вы можете видеть то, что близко, то, что на переднем плане, и то, что далеко, то, что на дальнем».

Терапевт помогает клиенту создать субъективную глубину пространства. При этом варьируется направление и громкость голоса.

«Вы можете видеть то, что справа, и то, что слева. Вы можете видеть то, что наверху и то, что внизу».

То же самое – создание глубины пространства за счет изменения направления голоса.

«И постепенно могут всплывать детали... полузабытые, или совсем позабытые...»

Это действительно так. Когда воспоминание осуществляется с помощью другого человека, оно оказывается ярче, живее, и в нем намного больше деталей.

«И среди всего того, что вас окружает в этот приятный момент вашей жизни, вы можете выбрать цвет, который вам нравится... это может быть природный цвет, или цвет какого-то предмета... и когда вы выберете этот цвет, вы позволите своей голове кивнуть, чтобы дать мне об этом знать».

В дальнейшем сопровождении этот цвет никак не использовался. Это – заготовка на будущее, закладка; о том, как её можно использовать, будет сказано чуть позже.

Зрительная модальность проработана – переходим к слуховой.

«И продолжая видеть то, что вы видите, вы, может быть, уже начинаете слышать... слышать звуки этого времени и этого места... это могут быть звуки природы, или города, или человеческой речи, или какие-то другие...»

То же самое – неопределенные слова. Создается неопределенная рамка, в которую можно вставить любые звуки.

А дальше делается очень важная вещь. Создается установка – словно бы ставится психологическая «стрелка», наподобие железнодорожной:

«… И любые звуки, которые до вас доносятся, вы можете вплетать в свое приятное воспоминание… и трансформировать их, изменять… так как вам хочется… и вы можете слышать то, что вы хотите слышать…»

Начиная с этого момента можно не беспокоиться об окружающих звуках. Клиент сам будет вплетать их в свое воспоминание.

Дальше осуществляется переход к кинестетической модальности:

«И в этот приятный момент тело занимает определенное положение в пространстве… оно или движется, или находится в покое… и постепенно к телу могут приходить соответствующие ощущения…»

То же самое – неопределенные слова. Есть слова, которые позволяют быть «неопределенно-конкретным»: «эта конкретная ситуация» «эти особые воспоминания», «этот специфический запах», «соответствующие ощущения».

Дальше – ольфакторные ощущения, запах:

«Некоторые люди могут в своем воспоминании почувствовать запах… запахи обладают почти волшебной властью воскрешать воспоминания… иногда достаточно случайно налетевшего запаха, и воспоминание встает во всей полноте, во всей конкретности…»

Ощущение запаха (если оно возникает) придает воспоминанию дополнительную достоверность. Всем знакомо это ощущение – идёшь по улице, и вдруг случайно налетевший запах мгновенно воскрешает воспоминание – во всей полноте, во всей конкретности…

Слово «волшебный» вообще хорошо в гипнотическом сеансе, в котором многое может происходить как по волшебству.

Точно так же на всякий случай мы задействуем вкус:

«А может быть, есть какой-нибудь вкус на губах… я не знаю…»

Воспоминание проработано по всем модальностям, по всем органам чувств. Далее делается самое простое, что можно сделать в терапевтическом плане – поиск ресурса. Таким ресурсом в данном случае является позитивное эмоциональное состояние, возникающее в приятный момент жизни.

Если просто сказать человеку: «Воспроизведи хорошую эмоцию», вряд ли он это сделает. Это слишком трудно. Когда проработана, оживлена вся ситуация, эмоция приходит сама собой – нужно только подождать. Поэтому можно с уверенностью сказать:

«И по мере того, как проходит время, может прийти эмоция… чувство… то приятное чувство, которое вы испытываете в этот приятный момент своей жизни… оно может быть той же интенсивности или другой… неважно… и когда это хорошее чувство придет, голова кивнет, чтобы дать об этом знать. И есть всё необходимое время, чтобы позволить прийти этому чувству…»

Слова «той же интенсивности или другой» расширяют диапазон; человек может не дать сигнал, думая, что нужна эмоция именно той интенсивности, что была тогда. И опять запрашивается подтверждающий сигнал. И опять дается всё необходимое время.

После того, как сигнал получен, терапевт просит некоторое время сохранять контакт с этой эмоцией, объясняя, что это – ресурс:

«Пожалуйста, некоторое время сохраняйте контакт с этим приятным чувством. Потому что эта эмоция, это чувство – это ресурс… ресурс, который поможет разрешать проблемы, преодолевать препятствия, приближаться к цели…»

Затем делается очень важная вещь – диссоциация, разделение сознания и бессознательного. Характерной особенностью эриксоновского гипноза является то, что в нем апеллируют к бессознательному; бессознательное рассматривается как позитивная инстанция, которая может действовать самостоятельно, находить, активизировать и использовать необходимые ресурсы. При этом неважно, чем занимается сознание – сознание может заниматься чем угодно:

«И сейчас совершенно неважно, чем занимается ваш сознательный разум. Он может оставаться в этом приятном воспоминании, или скользить от одного приятного воспоминания к другому, от одного приятного образа к другому… или просто позволить приходить

приятным образам, грезам, фантазиям, воспоминаниям… неважно… потому что сейчас ваше бессознательное может найти оптимальные пути использования этого ресурса… и использовать его… применительно к нынешним и будущим ситуациям вашей жизни…»

Дальше даётся так называемое открытое внушение (виды внушений разбираются в соответствующей главе); внушение о том, что работа будет продолжаться и за пределами транса: *«И эта очень важная и очень нужная работа может продолжаться… и в обычном бодрствующем состоянии… и во сне… часы, дни, недели, может быть больше… столько, сколько необходимо… чтобы вы могли воспользоваться… результатами… этой работы».*

Терапевт говорит «часы, дни, недели…»; не надо говорить «месяцы, годы», потому что тогда клиент «программируется» на слишком большой срок решения проблемы.

Сеанс завершается внушением, позволяющим экономно использовать время сеанса: в этом сеансе осуществляется лишь часть терапевтической работы, которая будет продолжаться за его пределами:

«И есть какая-то часть этой работы, которая должна быть выполнена именно здесь и сейчас… и когда эта часть работы будет выполнена, тело само сделает глубокий вдох, слегка потянуться, и открыть глаза, и вернуться в обычное состояние… и когда вы вернетесь в обычное состояние, я надеюсь, что вы будете чувствовать себя хорошо, бодрым, отдохнувшим… и мы сможем поговорить».

2.3. Ратификация минимальных признаков транса

Как узнать – человек в трансе или нет? Он входит в транс или не входит? Как отличить гипнотическое состояние от негипнотического? Терапевт не можем почувствовать то, что чувствует клиент; он может опираться только на то, что видит – на внешне наблюдаемые признаки. Существует целый ряд внешне наблюдаемых признаков гипнотического состояния – так называемые минимальные признаки транса.

***Минимальные признаки транса**:*

***Неподвижность**.* В норме человек никогда не сидит совершенно неподвижно. Если вы общаетесь с человеком или с группой людей и видите, что они сидят неподвижно – значит, они в трансе.

***Закрывание глаз**.* Когда человек спонтанно, сам закрывает глаза, это значит, что он входит в транс.

***Расслабление**.* Мышцы тела расслабляются.

***Уплощение лицевых мышц**.* Лицевые мышцы расслабляются, лицо становится немножко «маскообразным».

***Изменение диаметра зрачков**.* При открытых глазах зрачки сужаются или расширяются.

***Замедление дыхания**.* Дыхание ставится более медленным и ровным.

***Замедление сглатывания**.* В трансе замедляются рефлексы – в том числе рефлекс сглатывания. Появляется характерное трансовое сглатывание – замедленное; хорошо видно, как оно «прокатывается» по горлу.

***Мышечные подергивания**.* Палец, кисть, рука или нога могут дернуться вследствие мышечного сокращения – как это иногда бывает, когда засыпаешь.

***Лёгкие покачивания головой**.* В отличие от простого кивка – медленные, постепенно «затухающие» покачивания головой.

***Дрожание ресниц**.* Ресницы начинают мелко-мелко трепетать, как крылья бабочки.

Ратификация

Как только терапевт замечает один из этих минимальных признаков транса, он сразу же говорит: «Хорошо». Или: «Очень хорошо» или: «Очень-очень хорошо». Или: «Да». Или: «Угу».

Это называется «ратификация минимальных признаков транса», или просто «ратификация».

Слово «ратификация» означает «подтверждение», «утверждение». Терапевт подтверждает минимальные признаки транса.

Ратификация облегчает человеку вхождение в транс и позволяет поддерживать транс.

Фактически это – подкрепление. Клиент продемонстрировал минимальный признак транса – получил одобрение, продемонстрировал ещё один – снова получил одобрение. Это не осознается, но, как уже говорилось, облегчает человеку вхождение в транс и позволяет поддерживать транс. Если транс не поддерживать, он прекратится – человек спонтанно выйдет из транса. Терапевт поддерживает транс, позволяем ему продлиться во времени, потому что он собирается проделать в нём определённую работу. Так что ратификация осуществляется на протяжении всего сеанса. Особенно это важно в начале сеанса – это помогает входить в транс. Если по ходу сеанса будут пропущены один-два признака – это не так важно.

Транс клиента благодаря ратификации становится более комфортным.

2.4. Диссоциация

Термин «диссоциация» означает «отделение», «разделение».

Возможна диссоциация какой-то части тела. Когда человек не чувствует свою руку и даже не очень хорошо представляет себе, где она находится в пространстве – рука диссоциирована.

Используя своё воображение, человек может осуществить т.н. диссоциацию от тела – «увидеть» своё тело со стороны. Эриксон предлагал своим пациентам посмотреть на свое собственное тело, сидящее на соседнем стуле. Диссоциация от тела может возникать спонтанно при травматических переживаниях.

В ходе сопровождения в приятном воспоминании клиент находится здесь и одновременно в другом месте; это – пространственная диссоциация. Он находится в настоящем времени и одновременно в прошлом – это временная диссоциация.

Известный французский невролог Пьер Жане отмечал, что диссоциация характерна для гипноза. Он говорил, что в гипнозе есть словно две психики: одна – связанная с сознанием и волей, а другая – не обладающая сознанием и волей, но способная осуществлять сложные акты. Это – автоматические действия, диссоциированные от нормального сознания, неподконтрольные сознанию человека.

Концепцию П.Жане развил Э.Хильгард. Если П.Жане говорил о двух психиках, которые в гипнозе могут действовать раздельно, то Э.Хильгард говорит о том, что психическое функционирование человека можно представить себе как совокупность подсистем, и в гипнозе эти системы можно изолировать одну от другой. Это – т.н. неодиссоциация по Хильгарду.

Диссоциация часто возникает в гипнозе, она характерна для гипноза; это – типичный гипнотический феномен. Поэтому, способствуя диссоциации, терапевт способствует гипнозу. Рассмотрим техники создания диссоциации.

Основная для эриксоновского гипноза диссоциация – это диссоциация сознания и бессознательного. Она начинается ещё до наведения транса, когда клиенту объясняют, что есть он, а есть его бессознательное, и бессознательное может работать самостоятельно. В ходе сеанса диссоциация сознания и бессознательного осуществляется следующим образом:

«Ваш сознательный разум блуждает в приятных воспоминаниях, образах, грёзах, в то время как ваше бессознательное отыскивает необходимые ресурсы и определяет пути их использования».

Можно использовать воображение клиента – предложить увидеть свое тело со стороны.

Диссоциация осуществляется также за счет особого построения речи – с помощью т.н. диссоциирующей речи.

Обычно мы своей речью человека ассоциируем. Мы обращаемся к нему как к ассоциированному целому, как к нерасчлененному единству. Мы говорим «ты» или «вы» - и это «ты» включает в себя и физическое тело, и чувства, и ощущения, и воспоминания, и мысли. Однако вместо того, чтобы ассоциировать, мы можем человека своей речью диссоциировать. В этом помогает идея неодиссоциации по Хильгарду: психическое функционирование человека можно представить себе как совокупность подсистем. И мы начинаем строить свою речь, как бы обращаясь к каждой из этих подсистем по отдельности.

Например, можно сказать «вспомни», а можно сказать «позволь прийти воспоминанию». «Позволь прийти воспоминанию» означает, что воспоминание существует само по себе, оно может прийти, а может и не прийти. «Вспомни» - это ассоциировано; «позволь прийти воспоминанию» - диссоциированно.

«Ты чувствуешь контакт со стулом» - ассоциировано; «твоё тело чувствует контакт со стулом» - диссоциированно; тело как бы существует само по себе.

«Кивни головой» - ассоциировано; «Голова кивает» - диссоциированно. Голова может кивнуть сама по себе.

«Закрой глаза» - ассоциировано; «глаза могут захотеть закрыться» - диссоциированно. Глаза как бы существуют сами по себе, они могут захотеть закрыться, а могут и не захотеть.

«Приходят образы» - образы существуют сами по себе.

«Приходят звуки» - звуки сами по себе.

Запахи сами по себе, вкус сам по себе, дыхание само по себе, руки сами по себе, ноги сами по себе, мысли сами по себе, грёзы сами по себе…

Не нужно запоминать конкретные фразы.

Нужно удерживать руководящий принцип: ты обращаешься не к целому, а к конгломерату частей, и каждая часть может существовать отдельно, самостоятельно.

Диссоциирующая речь помогает человеку входить в транс и поддерживает транс. Как и ратификация, это делается на протяжении всего сеанса.

Сопровождение в приятном воспоминании с использованием диссоциации (подчёркнуто)

Т.: Вы можете позволить прийти приятному воспоминанию... воспоминанию о таком моменте вашей жизни, когда вы чувствовали себя хорошо... спокойно... уверенно... и когда это хорошее воспоминание придёт, вы дадите мне об этом знать, позволив своей голове кивнуть. И для этого есть всё необходимее время.

Т.: Очень хорошо. И могут прийти зрительные образы... образы того, что вас окружает... в этом месте и в этом времени... Очень хорошо... и могут прийти звуки... звуки этого времени и этого места... и к телу могут прийти соответствующие ощущения... и может быть даже приходит запах... или вкус...

И по мере того, как проходит время, может прийти эмоция... чувство... то приятное чувство, которое приходит в этот приятный момент ... оно может быть той же интенсивности или другой... неважно...и когда это хорошее чувство придет, голова кивнёт, чтобы дать об этом знать. И есть всё необходимое время, чтобы пришло это чувство...

Это чувство – это ресурс... ресурс, который поможет разрешать проблемы, преодолевать препятствия, приближаться к цели...

И сейчас нет необходимости слушать то, что я говорю, потому что меня слышит ваше бессознательное, и из всего того, что я говорю, оно может выбрать и использовать именно то, что необходимо, и отбросить и забыть все остальное. Так что мой голос может изменяться и превращаться в другие звуки, в звуки вашей грезы. И можно оставаться в этом воспоминании, а можно перейти к другому, или просто скользить от одного приятного воспоминания к другому, от одного приятного образа к другому, от одной приятной грёзы к другой...

И сейчас совершенно неважно, чем занимается сознательный разум. Он может заниматься чем угодно... в то время как бессознательное... может найти оптимальные пути использования этого ресурса... и использовать его... применительно к нынешним и будущим ситуациям вашей жизни...

И эта очень важная и очень нужная работа может продолжаться... и в обычном бодрствующем состоянии... и во сне... часы, дни, недели, может быть больше... столько, сколько необходимо... чтобы можно было воспользоваться ... результатами... этой работы.

И есть какая-то часть этой работы, которая должна быть выполнена именно здесь и сейчас...и когда эта часть работы будет выполнена, бессознательное позволит вам сделать глубокий вдох, слегка потянуться, и открыть глаза, и вернуться в обычное состояние... и когда вы вернётесь в обычное состояние, я надеюсь, что вы будете чувствовать себя хорошо, бодрым, отдохнувшим... и мы сможем поговорить.

2.5. Релятивизация

«Вспомни» - ассоциированная формулировка.«Приходит воспоминание» - диссоциированная. Так лучше. Но именно в этот момент оно может не прийти; терапевт говорит «Приходит воспоминание», а его нет. Его слова расходятся с субъективным опытом клиента; возникла инконгруэнтность. Это произошло из-за того, что   высказывание было абсолютным. Его следует сделать относительным – ввести для клиента определенную степень свободы: «Может прийти воспоминание». Теперь что бы ни произошло – терапевт конгруэнтен. Пришло воспоминание – хорошо, об этом сказано. Не пришло – тожс хорошо, такая возможность тоже предусмотрена.

Техника   заключается   в   том,   чтобы   абсолютные   высказывания превращать в относительные. Это - «релятивизация» (от «релятивность» - относительность).

Релятивизация осуществляется с помощью слов «можете», «возможно», «может быть», «я не знаю».

 Превращение прямых высказываний в косвенные, ассоциирующих и абсолютных в диссоциирующие и относительные, требует определённого навыка, определённой тренировки.

Тренироваться можно следующим образом. Подумать: «Чего я от него хочу? Я хочу, чтобы он закрыл глаза.

«Закрой глаза».

Это неудачно. Это ассоциировано, это не дает выбора, это авторитарно. Это приказ. Скорее всего, такая формулировка вызовет сопротивление.

Вводится диссоциация: «Глаза закрываются».

Уже лучше. Это диссоциированно; но по-прежнему авторитарно, нет возможности выбора, нет диапазона свободы.

Вводится релятивизация: «Если глаза захотят закрыться, можно позволить им закрыться».

Это уже косвенное внушение. Цель – все та же: чтобы человек закрыл глаза; но принимается оно намного легче. Ассоциирующее и абсолютное предложение превратили в диссоциирующее и относительное.

2.6. Пальцевый идеомоторный сигналинг

Идеомоторные реакции используются давно и в самых различных областях.

На одном из семинаров по гипнозу в 1952 году, где тренерами были Эриксон и Ле Крон, Ле Крон предложил использовать идеомоторные движения пальцами для общения с человеком, находящимся в трансе. Это привилось, и сейчас это – основной способ общения с человеком, находящимся в трансе, который используется очень широко. Это называется «пальцевый идеомоторный сигналинг» или просто «сигналинг».

Ле Крон предлагал ставить четыре сигнала на разные пальцы: «да», «нет», «не знаю», «не хочу говорить» (это бессознательное отвечает: «не знаю», «не хочу говорить»). Это достаточно неудобно; на практике, как правило, используются два сигнала: «да» и «нет». «Да» обычно ставится на указательный палец правой руки, «нет» – на указательный палец левой; у левшей – наоборот. Можно предоставить выбор клиенту, сказав: «Пусть поднимется палец, означающий «да»; а затем: «Пусть поднимется палец, означающий «нет». Но тогда может оказаться, что «да» будет на мизинце левой руки, а «нет» – на большом пальце той же руки. Придётся запоминать.

Идеомоторный сигналинг исключительно удобен.

Во-первых, он позволяет все время общаться с клиентом, находящимся в трансе, отслеживать, что происходит; это страхует от инконгруэнтности.

- *Ты всё ещё в этом воспоминании?*

Поднимается указательный палец правой руки – «да».

- *Очень хорошо. Можешь продолжать...*
- *Ты всё ещё в этом воспоминании?*

Поднимается указательный палец левой руки – «нет».

- *Очень хорошо, можешь скользить от одного воспоминания к другому, от одного образа к другому...*

Во-вторых, он дает возможность мягко «вести» клиента, предлагая ему что-то, что он может принять или не принять. Например, клиент находится на морском берегу.

- *Ты хочешь искупаться?*

Поднимается указательный палец правой руки – «да».

- *Очень хорошо, ты можешь подойти к воде, начать входить в неё...*
- *Ты хочешь искупаться?*

Поднимается указательный палец левой руки – «нет».

- *Очень хорошо, можешь оставаться на берегу...*

В-третьих, одновременно с наведением с помощью сигналинга можно исследовать репрезентативные системы. Например.

- *Ты уже видишь то, что тебя окружает?*

Поднимается указательный палец правой руки – «да».

- *Ты слышишь звуки этого места?*

Поднимается указательный палец левой руки – «нет».

- *К телу приходят ощущения этого момента?*

Поднимается указательный палец правой руки – «да».

- Есть ли запахи?

Поднимается указательный палец правой руки – «да».

- Есть ли вкус?

Поднимается указательный палец левой руки – «нет».

Итак, есть зрительные образы, кинестетические ощущения и запахи.

В-четвертых – и это очень важно в терапевтическом плане – идеомоторный пальцевый сигналинг позволяет получить доступ к неосознаваемой человеком информации, к той информации, которая хранится в бессознательном («вытесненной»), причем очень быстро, например:

- Этот симптом связан с сексуальными проблемами?»

Поднимается указательный палец левой руки – «нет».

- Он связан с отношениями с людьми?

Поднимается указательный палец правой руки – «да».

- С близкими людьми
- «Да».
- *С матерью?*
- «Нет».
- *С отцом?*
- «Да».

Одна минута – и мы знаем, с чем связан симптом. Но дальше начинаются непредвиденные осложнения.

- Нужно ли заниматься отношениями с отцом?
- «Нет».

И здесь открывается **пятая** возможность использования идеомоторного сигналинга – возможность заключать «сепаратные договоры» с бессознательным (используя технику «неопределенные слова»).

Терапевт благодарит бессознательное за сотрудничество (к бессознательному вообще надо обращаться очень вежливо). Благодарит его за то, что оно дает возможность выразить то, что должно быть выражено (неопределенные слова). Объясняет, что используемый способ выражения (т.е. симптом), причиняет клиенту неудобства в определенных сферах его жизни. Так что *«Не будет ли бессознательное столь любезно поискать другие способы, позволяющие выразить то, что должно быть выражено, числом не менее трёх».*

Указательный палец правой руки поднимается – бессознательное согласно.

- *Очень хорошо. И когда оно их найдёт, пусть палец поднимется.*

Палец поднимается.

- *И не выберет ли бессознательное из этих способов тот, который больше всего соответствует истинным интересам и глубинным потребностям клиента, его целостной личности. И когда оно это сделает, палец даст об этом знать.*

Палец поднимается. Бессознательное выбрало.

- *И пусть бессознательное начнёт реализовывать этот способ. И когда оно начнёт его реализовывать, палец поднимется.*

Палец поднимается.

- *Очень хорошо. И эта работа может продолжаться, и в бодрствующем состоянии, и во сне, столько, сколько необходимо, чтобы можно было воспользоваться её результатами.*

Внутренняя работа запущена. Какое решение было найдено? Неизвестно. Клиент на уровне сознания тоже этого не знает. Он узнает об этом по тем изменениям, которые будут происходить в его жизни.

Не следует после транса сообщить человеку ту информацию, которая получена с помощью сигналинга от бессознательного. Вытесненная информация вытеснена не случайно; бессознательное предохраняет сознание от той информации, которую оно не в состоянии принять и интегрировать. Может быть, потом бессознательное и выдаст эту информацию сознанию – когда оно будет к этому готово; но когда это произойдет и в какой форме – определит бессознательное. Можно сказать: *«Я не знаю, захочет ли бессознательное передавать эту информацию сознанию, и когда и в какой форме это может произойти».* Это достаточно осторожно. Бывает так, что, выйдя из транса, человек все помнит (нет спонтанной посттрансовой амнезии и не сработали техники структурирования амнезии), в том числе и ту информацию, которой ранее не было на уровне сознания. Это можно рассматривать как знак того, что бессознательное не против того, чтобы эта информация была осознана.

Пальцевый идеомоторный сигналинг - это основной инструмент для общения с человеком, находящимся в трансе, поэтому он ставится на первом же сеансе в обязательном порядке.

Постановка сигналинга

Ещё до наведения транса (или в самом начале сеанса) терапевт сообщает клиенту: *«Поскольку во время сеанса нет необходимости разговаривать, вы сможете со мной общаться движениями пальцев, например, приподнимая указательный палец правой руки в знак сигнала «да» и указательный палец левой руки в знак сигнала «нет». Вам это подходит?»*

Клиент: - *Да.*

Терапевт: - *Очень хорошо. Покажите, пожалуйста, сигнал «да».*

Клиент приподнимает указательный палец правой руки.

Терапевт: - *А теперь покажите сигнал «нет».*

Клиент приподнимает указательный палец левой руки.

Т.е. с клиентом просто договариваются – обращаются к сознательному субъекту и запрашивают у него произвольную реакцию.

Затем начинается наведение – любое. Наступает первый момент получить информацию. И терапевт говорит: *«И когда произойдёт то-то и то-то, вы приподнимете указательный палец правой руки, чтобы дать мне об этом знать».* Клиент поднимает палец.

Наведение продолжается. Наступает новый момент получить информацию – и терапевт говорит: *«И когда произойдёт то-то и то-то, вы позволите приподняться указательному пальцу правой руки».* Вроде бы то же самое – но не совсем. Здесь уже подразумевается момент непроизвольности. «Позволите приподняться» неявно означает, что он может приподняться и сам.

Наведение продолжается. Наступает очередной момент получить информацию – и терапевт говорит: *«И когда произойдёт то-то и то-то, вы позволите приподняться указательному пальцу правой руки, если только, к вашему удивлению, он не захочет приподняться сам по себе»*. В этой формулировке момент непроизвольности усиливается: говорится о том, что палец может приподняться сам по себе.

Наведение продолжается; наступает очередной момент получить информацию – и терапевт говорит: *«И когда произойдёт то-то и то-то, палец приподнимется, чтобы дать об этом знать»*. Здесь уже запрашивается непроизвольная реакция.

Таким образом, терапевт начинает с запроса произвольной реакции, обращаясь к ассоциированному субъекту. Затем он постепенно соскальзывает к запросу непроизвольной реакции, вводя и увеличивая момент непроизвольности и диссоциации (диссоциируя палец) и завершая запросом непроизвольной реакции («палец даст об этом знать»). Приведенные формулировки – это формулировки, которые предлагают Эриксон и Росси. Они нс обязательно должны быть слово в слово такими – важно усвоить принцип. Возможно, какие-то формулировки придётся повторять по несколько раз; если повторяется произвольное движение, то бессмысленно говорить «палец даст об этом знать».

Как отличить произвольное движение от непроизвольного? Подрагивающее движение пальца говорит о том, что это – нспроизвольное движение. Когда палец начинает двигаться подрагивающими движениями, это и есть «поставленный сигналинг».

Сигналинг ставится один раз; после того, как он поставлен, на последующих сеансах можно просто говорить «Палец даст об том знать».

Если на протяжении всего сеанса палец движется не подрагивающим, а обычным движением, это значит, что терапевт имеет дело с произвольной реакцией – т.е. ответ сознательно контролируется.

Сигналинг надо ратифицировать - так же, как ратифицируются минимальные признаки транса: сказать «Очень хорошо». При этом по-прежнему ратифицируются минимальные признаки транса. Таким образом, ратифицируются и минимальные признаки транса, и сигналинг.

Иногда в ответ на вопрос могут приподняться одновременно оба пальца – «Да-нет». Это может значить одно из двух.

Первое: вопрос не был дихотомическим. На него невозможно ответить однозначно «Да» или «Нет». Значит, надо переформулировать вопрос.

Второе: необходимо задать дополнительный вопрос. Можно спросить: «Означает ли это «Не знаю»? или: означает ли это «Не хочу говорить?» Если на вопрос «Означает ли это «Не хочу говорить?» следует ответ «Да», информация выдана не будет. Может быть, сознание в настоящее время не может интегрировать эту информацию. Или такое знание преждевременно.

Сопровождение в приятном воспоминании с использованием пальцевого идеомоторного сигналинга

Терапевт: - Поскольку во время сеанса нет необходимости разговаривать, вы сможете со мной общаться движениями пальцев, например, приподнимая указательный палец правой руки в знак сигнала «да» и указательный палец левой руки в знак сигнала «нет». Вам это подходит?

Клиент: - *Да.*

Т.: - Очень хорошо. Покажите, пожалуйста, сигнал «да».

Клиент приподнимает указательный палец правой руки.

Т.: - А теперь покажите сигнал «нет».

Клиент приподнимает указательный палец левой руки.

Т: - Вы знаете, что для того, чтобы получить пользу от этого упражнения, вы можете поставить цель. Эта цель может быть скрытой, мне необязательно о ней знать. И когда вы поставите цель, вы дадите мне об этом знать, приподняв указательный палец правой руки.

К.: Приподнимает указательный палец правой руки.

Т.: - Через несколько мгновений я попрошу вас мысленно отправиться на поиски приятного воспоминания – т.е. такого момента в вашей жизни, когда вы чувствовали себя хорошо, легко, уверенно. И когда это хорошее воспоминание придёт, вы можете дать мне об этом знать, приподняв указательный палец правой руки. И есть всё необходимое время, чтобы позволить ему прийти.

К.: Приподнимает указательный палец правой руки.

Т.: - *Хорошо. Пожалуйста, некоторое время сохраняйте контакт с этим приятным воспоминанием... потому что я не знаю, где это было... и я не знаю, когда это было... и я не знаю, какое это время года... и какое время суток... и какая стоит погода... и я даже не знаю, один ли вы в этот приятный момент вашей жизни, или кто-то есть рядом с вами.*

И могут приходить образы того, что вас окружает в этот приятный момент вашей жизни. И когда образы придут,   вы позволите приподняться указательному пальцу правой руки.

К.: Приподнимает указательный палец правой руки.

Т.: - *Хорошо. И могут приходить звуки этого времени и этого места... это могут быть звуки природы, или города, или человеческой речи, или какие-то другие... Интересно, есть ли звуки? Вы можете дать об этом знать,   позволив приподняться указательному пальцу правой руки, если только, к вашему удивлению, он не захочет подняться сам по себе.*

Правый указательный палец клиента приподнимается подрагивающим движением.

Т.: - *И в этот приятный момент   тело занимает определённое положение в пространстве... оно или движется, или находится в покое... и постепенно к телу могут приходить соответствующие ощущения... И если к телу приходят ощущения, палец даст об этом знать.*

Правый указательный палец клиента приподнимается подрагивающим движением.

Т.: - *Некоторые люди могут в своём воспоминании почувствовать запах... запахи обладают почти волшебной властью воскрешать воспоминания... иногда достаточно случайно налетевшего запаха, и воспоминание приходит во всей полноте, во всей конкретности... Интересно, есть ли запах?*

Левый указательный палец клиента приподнимается подрагивающим движением. Ощущения запаха нет.

Т.: - *А может быть, есть какой-нибудь вкус на губах?*

Левый указательный палец клиента приподнимается подрагивающим движением. Ощущения вкуса нет.

Т.: - *И по мере того, как проходит время, может прийти эмоция... чувство... то приятное чувство, которое вы испытываете в этот приятный момент своей жизни... оно может быть той же интенсивности или другой... неважно... и есть всё необходимое время, чтобы позволить прийти этому чувству... и когда это хорошее чувство придёт, палец даст об этом знать.*

Правый указательный палец клиента приподнимается подрагивающим движением.

Т.: - *Хорошо. Пожалуйста, некоторое время сохраняйте контакт с этим приятным чувством. Потому что эта эмоция, это чувство – это ресурс... ресурс, который поможет разрешать проблемы, преодолевать препятствия, приближаться к цели...*

И сейчас совершенно неважно, чем занимается ваш сознательный разум. Он может оставаться в этом приятном воспоминании, или скользить от одного приятного воспоминания к другому, от одного приятного образа к другому... или просто позволить приходить приятным образам, грезам, фантазиям, воспоминаниям... неважно... потому что сейчас ваше бессознательное может найти оптимальные пути использования этого ресурса... и использовать его... применительно к нынешним и будущим ситуациям вашей жизни...

И эта очень важная и очень нужная работа может продолжаться... и в обычном бодрствующем состоянии... и во сне... часы, дни, недели, может быть больше... столько, сколько необходимо... чтобы вы могли воспользоваться ... результатами ... этой работы.

И есть какая-то часть этой работы, которая должна быть выполнена именно здесь и сейчас...и когда эта часть работы будет завершена, палец даст об этом знать.

Правый указательный палец клиента приподнимается подрагивающим движением.

Т.: - *Хорошо. И когда вы будете полностью к этому готовы, бессознательное позволит вам сделать глубокий вдох, слегка потянуться, и открыть глаза, и вернуться в обычное состояние... и когда вы вернётесь в обычное состояние, я надеюсь, что вы будете чувствовать себя хорошо, бодрым, отдохнувшим... и мы сможем поговорить.*

Общение со своим бессознательным

С помощью идеомоторных пальцевых движений можно общаться со своим собственным бессознательным. Надо сесть, положить руки на колени, войти в транс, назначить пальцы «Да» и «Нет» и сказать про себя: «Когда мое бессознательное будет готово вступить со мной в контакт, палец «Да» поднимется». И ждать. И через некоторое время указательный палец правой руки (или другой, если назначен другой) начнёт подниматься мелкими подрагивающими движениями. Не нужно поднимать палец; нужно подождать, чтобы он поднялся сам по себе. И когда он поднимется, можно задавать вопросы.

- *Та проблема, которая у меня есть сейчас, связана с каким-то событием в моем прошлом?*

И ждёте. И вы не знаете заранее, какой палец поднимется.
- Да
- *Это было до двадцати лет?*
- Да.
- *До десяти лет?*
- Да.
- *До восьми лет?*
- Нет.
- *В восемь лет?*
- Нет.
- *В девять лет?*
- Да.
- *Это был эпизод насилия?*
- Да.
- *Сексуального?*
- Нет.
- *Физического?*
- Нет.
- *Эмоционального?*

- Да.
- *Это было дома?*
- Нет.
- *В школе?*
- Да.
- *Кто-то из ребят?*
- Нет.
- *Кто-то из учителей?*
- Да.

Дальше при желании можно перебрать всех учителей и выяснить, кто именно.

2.7. Гармонизация с клиентом

Мы с вами одной крови – вы и я.
Р.Киплинг. Маугли.

В ситуации, когда один человек оказывает помощь другому – а психотерапия, консультирование относятся именно к таким ситуациям – первое, что необходимо сделать – это построить определенные отношения.

Такие отношения называются «помогающими», «терапевтическими», «фасилитирующими» (от латинского «фасилитаре» – «облегчать». Они облегчают личностный рост и изменение).

Эти отношения не есть нечто искусственное, придуманное психологами. Это те нормальные, хорошие человеческие отношения, которые существуют между учителем и учеником, если это хороший учитель; между врачом и пациентом, если это хороший врач; между родителем и ребёнком, если это хороший родитель. Во всех этих отношениях есть нечто общее: это отношения доверия и принятия.

Когда терапевтические отношения созданы, то будут работать любые техники – и будут давать результат. Если же отношения не созданы – то не будет работать даже самая совершенная техника; работа терапевта превратится в демонстрацию своего технического совершенства, в каскад техник. Не будет самого главного – изменения у клиента.

Ответственность за установление этих отношений лежит на терапевте. Умение создавать терапевтические отношения является профессионально значимым качеством терапевта.

Эти отношения нужно установить быстро – в первые несколько минут контакта. А это можно сделать только используя техники.

Эти техники называются «гармонизация с клиентом», или просто «гармонизация» (в НЛП – «подстройка»).

Факт взаимной гармонизации давно и хорошо известен. Известно, что когда люди долго живут вместе, гармонизация происходит у них даже на уровне биологических процессов.

Когда люди разговаривают и хорошо понимают друг друга, они часто сидят в одинаковых позах, делают одинаковые жесты и даже одна и та же мысль может прийти им в голову одновременно. Они хорошо понимают друг друга – и гармонизируются; как бы транслируют друг другу сообщение: «Мы с тобой хорошо понимаем друг друга, поэтому мы гармонизируемся». В техниках гармонизации транслируют сообщение: «Мы с тобой гармонизируемся – значит, мы понимаем друг друга».

Все техники гармонизации на разных уровнях и с помощью разных способов стремятся донести до человека одно и то же послание – то самое, которому медведь Балу обучал маленького Маугли, чтобы его никто не обижал в джунглях: «Мы с тобой одной крови – ты и я».

Как и все базовые техники, гармонизация должна быть оттренирована, «поставлена на автомат», чтобы выполнять её не думая.

Гармонизация осуществляется одновременно на нескольких уровнях.

Гармонизация на уровне тела («подстройка позой»)

Копируется поза и жесты клиента. Терапевт как бы транслирует клиенту послание: «Мы с тобой одной крови, ты и я – мы сидим одинаково; мы движемся одинаково».

В процессе обучения можно копировать не стесняясь – «отзеркаливать». Но в реальной ситуации, если человек заметит, что копируется его позы или жесты, он может решить, что его передразнивают – и тогда ни о какой атмосфере доверия уже не будет и речи. Контакт будет разорван, и возобновить его будет трудно. Поэтому позу нужно копировать приблизительно, эскизно.

Поза выражает эмоциональное состояние человека. Если у человека горе, и он сидит, согнувшись, подпирая рукой лоб, а терапевт слушает его, развалившись, положив ногу на ногу, то он тем самым показывает клиенту, что они находятся в разных эмоциональных состояниях - а это значит, что терапевт не понимает того, что с ним происходит. Фактически он транслирует клиенту послание «Сытый голодного не разумеет». Если же слушать, приняв позу внимания – чуть наклонившись, подпирая рукой подбородок, то абрис позы будет одинаковым – и вместе с тем без передразнивания.

То же самое относится к жестам. Люди жестикулируют во время разговора; эти жесты выражают их эмоциональное состояние. Копировать нужно не жест полностью, а намерение жеста, делать едва намеченный жест.

Гармонизация на уровне дыхания

Дыхание - уникальный физиологический процесс: непроизвольный, но поддающийся произвольной регуляции. Это как бы естественный «мостик» между сознанием и бессознательным. Поэтому, в частности, многие восточные медитативные техники построены на дыхании.

Гармонизироваться на уровне дыхания – это значит засечь ритм дыхания человека (его хорошо видно в районе горла, груди, краев одежды) и начать дышать в том же ритме. При этом неявно передается послание: «Мы с тобой одной крови, ты и я – мы дышим одинаково».

Подстройка по дыханию сохраняется и тогда, когда терапевт говорит. Для этого используется приём, который называется «говорение на выдохе клиента». Терапевт говорит, когда клиент выдыхает, и молчит, когда он делает вдох. В результате он дышит с ним в такт, потому что говорить можно только на выдохе.

Клиент выдыхает – терапевт говорит; клиент делает вдох– терапевт набирает воздух для следующей фразы. В результате оба дышат синхронно.

При этом речь очень замедляется. И естественным образом возникает стремление в выдох клиента уложить как можно больше текста. И в результате   сама собой получается типичная «гипнотическая» речь:

убаюкивающая, ритмичная (причем это ритм самого клиента, потому что он задается его дыханием).

Гармонизация на уровне образов и речевых оборотов клиента

Следующий уровень гармонизации – использование образов и речевых оборотов клиента. Клиенту как бы транслируется послание: «Мы с тобой одной крови – ты и я; мы говорим одинаково».

У каждого человека есть типичные речевые обороты; часто он сам их не осознает.

Наша речь изобилует образами. С помощью образов мы описываем свои состояния. С помощью образов люди описывают свои симптомы и проблемы. Человек может сказать: «Голову как тисками сжимает»; «Голова словно взрывается изнутри»; «Голову просто распирает»; «По голове словно молотом бьют». Это всё – образы. Для того чтобы говорить на языке клиента, чтобы у него возникало ощущение понятости и разделённости, важно использовать его собственные образы и речевые обороты.

В предварительной беседе с ним надо «засечь» несколько типичных для него образов и речевых оборотов и использовать их в своей речи. Слишком много не надо; достаточно три-четыре.

Гармонизация на уровне ценностей

То, что для человека важно, то, что он ценит в жизни, образует его систему ценностей. Эта система иерархизирована - одни ценности более важны, другие – менее. Иерархия ценностей – важный элемент личностной структуры. Совпадение ценностей создает между людьми чувство общности.

На этом уровне клиенту как бы транслируется послание: «Мы с тобой одной крови – ты и я; у нас ценности одинаковые».

Гармонизация на уровне ценностей осуществляется с помощью двух основных приёмов.

Первый заключается в том, что терапевт ищет в своей личной истории реальные пересечения с историей клиента, ищет среди своих ценностей ценности, совпадающие с ценностями клиента – и мимоходом сообщает ему об этом («мы оба автомобилисты», «мы оба служили в армии», «мы оба любим музыку», «мы оба бегаем по утрам» и т.д.).

Второй приём заключается в том, что, беседуя с клиентом, терапевт пытается понять, что для него важно и ценно – и на время совместной работы разделяет с ним эти ценности. Чем лучше знаешь человека, тем легче осуществлять гармонизацию на уровне ценностей.

2.8. Особенности использования языка в гипнозе

Многоуровневый язык

Одна из отличительных особенностей использования языка в эриксоновском гипнозе заключается в том, это – многоуровневый язык – как минимум двухуровневый, иногда – больше.

Эриксоновский двухуровневый язык заключается в том, что человеку что-то говорят – адресуют ему послание на уровне сознания; но в этом послании есть второй смысл, другое послание, которое адресуется на другой уровень – бессознательному. Желательно, чтобы этот уровень смысла сознанием не распознавался.

Эриксон писал: «Я с детства практиковался в том, чтобы говорить на двух или трех уровнях. Я мог разговаривать с одноклассниками, и один из них мог думать, что я говорю о собаке, другой – что я говорю о воздушном змее, а третий думал, что я рассказываю о футболе».

В течение всей жизни Эриксон ежедневно читал на ночь страничку из словаря. Он говорил об этом: «Когда вы читаете разные определения одного и того же слова, это полностью меняет ваши представления о слове и о том, как можно использовать язык».

Это похоже на то, словно перечитываешь книгу, которую уже читал, и с удивлением понимаешь, что она совсем не про то, про что ты думал, а про другое. Ты вычерпываешь из нее новые смыслы; но они там уже были, когда ты читал её в первый раз. Просто ты их не видел. А теперь ты изменился и видишь их. А потом перечитаешь её ещё раз и опять обнаружишь там новые смыслы… и все они там уже были… они были вложены автором… а ты их не видел… но может быть, была часть тебя, которая их видела и понимала… и именно поэтому ты возвращаешься к ней и перечитываешь ее… и это неважно.

Приведём замечательный пример двухуровневого языка из практики Эриксона. Эриксон делает наведение левитацией руки – говорит пациенту о том, что его рука становится лёгкой и поднимается сама по себе. При этом часть слов интонационно выделяется и становится «посланием» на другой уровень – уровень бессознательного.

«Иногда бывает **очень приятно подождать**. И вы многое узнаете о своих руках. И ваше бессознательное уже начинает **исследовать**. Очень хорошо. **Поднимается. Поднимается само по себе».**

Если прочитать отдельно выделенные слова, то бессознательное получает следующее послание: «Очень приятно подождать… исследовать… поднимается… поднимается само по себе».

На одном уровне идет наведение транса левитацией руки, на другом – начинается проработка сексуальной проблемы – проблемы эрекции.

Другой пример многоуровневого языка – метафора (см. «Метафора»). Метафора – это история, которая рассказывается не про тебя и не про твою проблему; это история про что-то или про кого-то другого. Поэтому её можно слушать без сопротивления. Но в этой истории есть смыслы, которые относятся к тебе и к твоей проблеме. И эти смыслы запускают соответствующие ассоциативные цепочки.

Часто думают, что для того, чтобы проблема разрешилась, достаточно интерпретировать и объяснить человеку её причины. Однако знание причин проблемы не ведет автоматически к её разрешению.

Мгногоуровневый язык позволяет активизировать бессознательные процессы; он позволяет предложить клиенту решение его проблемы, не навязывая его. Предложение может быть принято или не принято. Когда оно принято, решение формируется в результате внутренних процессов и это – собственное решение клиента. Если предложение не принято, эти смыслы просто не будут восприняты.

Говорить языком клиента

В эриксоновском гипнозе используется обычный разговорный язык. Не существует никаких специальных «гипнотических» слов или фраз.

Желательно говорить на языке, максимально близком и доступном для клиента. Хорошо, если удаётся использовать язык его профессии. Небольшая проблема заключается в том, что он всегда знает его лучше терапевта. Эта проблема легко снимается; достаточно сказать: *«Я могу использовать некоторые термины и понятия неправильно, но ты знаешь, как правильно, и можешь заменять».*

Эриксоновский терапевт не заставляет клиента выучивать свой язык, а стремится быстро выучить язык клиента. Это экономит массу времени и делает терапию более эффективной, а заодно развивает гибкость у терапевта.

Буквализм

Человек, находящийся в трансе, склонен понимать обращенную к нему речь буквально. Это явление называется «буквализм». Несколько примеров буквализма.

Терапевт сообщает клиенту: *«Сейчас вы в последний раз закроете глаза...».* Клиент испытал не самые лучшие ощущения.

«И вот вы видите тела своих детей...». Эта фраза тоже вызвала негативные эмоции.

Выполняется наведение левитацией руки. Терапевт говорит клиенту: *«Когда твои пальцы оторвутся от ноги...».* Рука начинает подниматься, и терапевт с облегчением констатирует: *«Ну вот рука и отделилась».*

Терапевт завершает сеанс и говорит клиенту: *«И ты выйдешь из транса мобилизованным и гармонизированным»* Клиент видит себя в военной форме («мобилизованный») и с гармошкой в руках («гармонизированный»).

«Ты видишь людей, которые тебя окружают». Клиент видит себя в окопе с автоматом в руках и врагов, которые его окружают.

Занятие эриксоновским гипнозом приучает очень внимательно относиться к своей речи. Следует учитывать и различные значения, содержащиеся в слове, и то, как это слово может быть воспринято буквально.

Полностью избежать буквализмов вряд ли возможно, но следует по крайне мере стремиться к тому, чтобы не было негативных буквализмов.

Резонанс слов

Слово существует не само по себе, а в ассоциативной связи с другими словами. Различаются слова с негативным резонансом и слова с позитивным резонансом. Или, другими словами, слова, вызывающие негативные ассоциации, и слова, вызывающие позитивные ассоциации.

Слова с негативным резонансом: плохо, неудачно, неприятно, трудно, страх, сомнение, боль, разлука, тревога и т.д.

Слова с позитивным резонансом: хорошо, приятно, комфортно, удачно, легко, успех и т.д.

Следует стремиться к тому, чтобы в своей речи (хотя бы в сеансе гипноза) все слова с негативным резонансом поменять на слова с позитивным резонансом. Вместо «плохо» лучше сказать «не так хорошо».

Вместо «неприятные ощущения» - «не очень приятные ощущения».

Вместо «неудачно» - «не столь удачно».

Вместо «дискомфортно» - «не так комфортно».

Вместо того, чтобы сказать что что-то трудно и сложно, лучше сказать «Это не так легко и не так просто».

Постепенно это входит в привычку, речь становится позитивной - т.е. у другого человека она вызывает только позитивные ассоциации.

Активизирующие (мобилизующие) слова

Активизирующие, или мобилизующие слова – это слова, запускающие внутренний поиск.

Активизирующие глаголы – это все глаголы, указывающие на продвижение: добиваться, находить, обретать, воздвигать, продвигаться, обучаться, достигать и т.д.

Активизирующие существительные – это существительные, указывающие на достижение: обретение, успех, цель, результат, обучение, итог, и т.д. После того, как произнесено активизирующее слово, делается небольшая пауза, которая заполняется бессознательным клиента.

2.9. Самогипноз

Хотя традиционно и используется термин «наведение транса», фактически клиент входит в транс самостоятельно, следуя инструкциям терапевта. При надлежащем обучении он может делать это и без терапевта, самостоятельно – т.е. практиковать самогипноз.

Эриксоновский гипнотерапевт в обязательном порядке обучает своего клиента самогипнозу. Клиенту дается «домашнее задание» - то упражнение, которое делали вместе с терапевтом (например, сопровождение в приятном воспоминании) выполнять дома самостоятельно.

Обучить клиента самогипнозу просто. Для этого ему на первом же сеансе, перед его завершением, дается инструкция на самогипноз: *«Вам будет легко самостоятельно войти в это приятное и комфортное состояние. Для этого будет достаточно сесть, закрыть глаза, вспомнить, как вы сидели рядом со мной, вспомнить те слова, с которыми я к вам обращался, вспомнить те образы и ощущения, которые приходили, и вы легко и быстро войдёте в это приятное состояние»*. При этом можно использовать тот приятный цвет, который был найден в приятном воспоминании; можно предложить клиенту сначала обрести этот цвет. Тем самым цвет срабатывает как «якорь».

После того, как освоены каталепсия и левитация, можно обучить клиента вхождению в транс с помощью каталепсии и левитации. Практически любое наведение может быть выполнено самостоятельно для вхождения в транс в самогипнозе.

Есть два способа заниматься самогипнозом. Первый способ заключается в том, что человек входит в транс и в трансе выполняет упражнение – т.е. проводит себя через заранее простроенную последовательность с использованием слов (самовнушение), или образов (метафора самому себе выполняется в образной форме), или и того и другого. Упражнениями, например, являются «Медитация покоя» и «Большое дерево» (см. приложение). Упражнения можно брать из имеющейся литературы или придумывать самостоятельно.

Второй способ заключается в том, что человек ставит цель, входит в транс, и дальше ничего не делает, полностью доверяясь своему бессознательному. Цель ставится следующим образом: *«Я вхожу в транс для того, чтобы...»* и далее ставится цель с учетом всего того, что ранее говорилось о формулировке цели.

Обращаться с просьбами к собственному бессознательному и активизировать свои собственные ресурсы можно с помощью каталепсии руки (см. «Каталепсия руки»). Для этого нужно мысленно зафиксировать цель (*«Я вхожу в транс для того, чтобы...»*), вывести руку в каталепсию и мысленно сказать себе: *«Когда моё бессознательное найдёт ресурсы, которые необходимы мне для достижения этой цели, и приведёт их в действие, рука медленно, сама по себе опустится»*. И больше ничего не делать – просто ждать. И когда рука опустится полностью, можно сделать глубокий вдох, открыть глаза и выйти из транса.

При некоторой практике даже нет необходимости поднимать одну руку другой; рука просто «вывешивается» в каталепсию.

Аналогичным образом может быть использована в самогипнозе левитация руки (см. «Левитация руки»).

Терапевту желательно практиковать самогипноз регулярно; для него это равноценно содержанию в порядке своего рабочего инструмента.

ГЛАВА 3. НАВЕДЕНИЕ И УГЛУБЛЕНИЕ ТРАНСА

3.1. Природа наведения

Терминология, во многом «доставшаяся по наследству» от традиционного гипноза, часто недостаточно адекватно отражает суть происходящего – новое вино вливается в старые мехи. Вместо того чтобы говорить, что терапевт наводит транс или вводит человека в транс, было бы правильнее говорить, что терапевт помогает клиенту войти в транс, потому что входит в транс он сам, а терапевт выполняет при этом роль инструктора, указывая и подсказывая комфортный способ вхождения в транс. Тем не менее, пока термин «наведение» является общепринятым.

Различаются формальные и натуралистические наведения. В формальном наведении четко маркированы начало и конец сеанса – наведение транса и выведение из транса. В натуралистическом наведении эти моменты «смазаны»; как наведение транса, так и выведение осуществляются в ходе обычной беседы. Иногда это называют «разговорным гипнозом».

Помочь человеку войти в транс («навести транс») – это значит помочь ему развернуть внимание вовнутрь, сформировать внутренний фокус внимания. Для этого необходимо зафиксировать внимание субъекта (первый этап микродинамики транса – «фиксация внимания») и «разделить», диссоциировать сознание и бессознательное (второй этап микродинамики транса – «депотенциализация сознания»). Кроме того, наведение позволяет построить то, что Майкл Япко называет «установка на откликаемость»; клиент привыкает следовать за терапевтом, обучается тому, как принимать и реализовывать внушения.

Любое наведение (как и любая техника) может не сработать. Если наведение не сработало, надо просто перейти к другому наведению.

Когда человек привыкает к определенному типу наведения, время вхождения в транс существенно сокращается.

Установка «Не знать, не делать»

Сеанс эриксоновского гипноза часто начинается словами: *«Сейчас я попрошу вас некоторое время ничего не делать»*. Эриксон и Росси говорят, что есть установка, идеальная для начала гипнотического сеанса; они называют её установкой «Не знать, не делать». Когда человек обращается к терапевту, он делает это потому, что у него есть проблемы. Это значит, что в каких-то сферах своей жизни он потерпел неудачу. Если от него потребуют чего-то, что он не в состоянии сделать – например, воспроизвести какой-нибудь гипнотический феномен – то это будет означать, что к его неудачам добавится ещё одна. У него что-то не получается в жизни, а теперь еще и гипноз не получился.

Вместо этого ему говорят: «Тебе ничего не нужно делать». Тем самым его страхуют от неудачи. Если тебе ничего не нужно делать, если от тебя ничего не требуется – значит невозможно ни в чём потерпеть неудачу.

Сообщив клиенту, что ему ничего не нужно делать, терапевт может разъяснить, что это значит – ничего не делать: *«Ничего не делать – это значит, что нет необходимости двигаться, нет необходимости говорить, и даже нет необходимости думать о чём-то конкретном; можете думать о чём хотите».* Это разъяснение одновременно является косвенным внушением: не прямо, в обход возможного сопротивления, клиенту сообщают, что ему не нужно двигаться, не нужно говорить, не нужно ни о чём думать. Однако – и это важно – если он хочет двигаться, он может двигаться. Если хочет говорить – может говорить. Если хочет думать о чём-то конкретном – пожалуйста. Всё это будет принято и ратифицировано терапевтом. Таким образом, что бы клиент ни делал, он сотрудничает с терапевтом. Одной из особенностей сеанса эриксоновского гипноза является то, что для клиента в нём не бывает неудач – всё, что исходит от клиента, принимается и одобряется. В сеансе эриксоновского гипноза всегда всё «хорошо» и «очень хорошо».

3.2. Наведение фиксацией внимания

Собственно говоря, во всех наведениях используется фиксация внимания (первый этап микродинамики транса), но есть группа наведений, в которых это делается явно; их можно объединить в группу наведений фиксацией внимания. Внимание можно фиксировать в разных модальностях.

Фиксация внимания в зрительной модальности – наведение фиксацией взгляда

Это - одна из старейших техник наведения. Фиксировать взгляд можно на любом объекте; клиенту предлагается отмечать все спонтанно происходящие изменения и даются внушения на вхождение в транс.

Вы можете выбрать точку, на которую вам удобно смотреть?

Продолжая смотреть на эту точку отмечайте те изменения, которые могут происходить сами по себе...

*Могут изменяться размеры точки... или её цвет... или расстояние до неё... вокруг точки может появляться светящийся ореол... периферия поля зрения может затягиваться чем-то вроде тумана... словно смотришь в длинную трубу... и сейчас у вас на сетчатке есть отпечаток этой точки... и когда **глаза закрываются**... этот отпечаток сохраняется.. и изменения продолжаются... и они нарастают.. всё быстрей и быстрей... и очень быстро уводят вас... в эту волшебную страну грёз... в которой образы приходят сами по себе... и вы просто позволяете происходить тому, что происходит само по себе...*

Фиксация внимания в слуховой модальности

Фиксировать внимание можно на окружающих звуках, на голосе терапевта, на музыке, на воображаемых звуках (предложить в своём воображении слышать музыку, шум моря и т.д.).

Часто спрашивают, можно ли проводить сеанс под музыку. Можно, но та музыка, которая нравится терапевту, вовсе не обязательно нравится клиенту. Кроме того, в своем воображении клиент может выбрать ту музыку, которая ему нравится.

Вы можете сесть удобно...

Вы можете услышать звуки, которые вас окружают...

Вы слышите звуки моего голоса... (перечислить окружающие звуки: скрип двери, звонок телефона, шаги, а также те звуки, которые могут возникнуть, например: может прозвенеть дверной звонок, может просигналить машина за окном).

Есть разница между глаголами «слушать» и «слышать»... И я прошу вас именно слышать – просто позволять звукам приходить, не сопоставляя, не анализируя... Просто позволить себе слышать то, что вы слышите...

И постепенно эти звуки могут изменяться... и превращаться в другие звуки... звуки вашей грёзы... может быть это звук небольшой волны... которая набегает на берег и откатывается... набегает и откатывается... в своём собственном ритме. И под этот ритмичный звук глаза закрываются... и приходят образы... грёзы... воспоминания...

Фиксация внимания в кинестетической модальности

Внимание клиента фиксируется на его ощущениях.

Вы можете ощутить положение своего тела в пространстве... ощутить контакт с сиденьем, которое вас поддерживает... со спинкой... ощутить, как ступни ваших ног давят на пол (можно добавить: руки на подлокотниках, кисти рук на коленях и т.д.)...

И вы можете ощутить, как прилегает к телу одежда... в некоторых местах это ощущение более отчётливое, чем в других...

И вы можете ощутить свое дыхание... как воздух входит (на вдохе) и выходит (на выдохе)... И вы можете позволить прийти приятному вспоминанию...

Фиксация внимания в ольфакторно-густативной модальности (запах и вкус)

Можно использовать реальные запахи (духи, ароматические палочки), но слишком велик шанс того, что запах может клиенту не понравиться. Надежнее и проще предложить ему представить себе какой-либо запах или вкус. Если клиенту удаётся представить себе запах, он входит в транс очень быстро; запахи ассоциативно вызывают различные вспоминания, образы, картины.

Некоторые люди могут в своём воображении чувствовать запахи... интересно, можете ли вы вспомнить запах моря... а может быть, даже ощутить вкус соли на губах...

3.3. Наведение сопровождением

Транс наводится сопровождением в приятном воспоминании (см. «Сопровождение в приятном воспоминании»). Клиенту предлагается мысленно отправиться в такое место, где он чувствует себя хорошо, комфортно, приятно; осуществляется сопровождение по всем модальностям. Сопровождение может выполняться в нескольких вариантах: можно прямо спросить у клиента, где он себя чувствует хорошо; место может быть выбрано терапевтом, но в этом случае следует предварительно осведомиться, не связаны ли у клиента с этим местом какие-либо неприятные воспоминания или ассоциации; можно выполнить сопровождение с использованием неопределенных слов.

3.4. Наведение счётом

Метод счёта является классическим методом наведения. Он может использоваться в нескольких вариантах. Обычно используется счёт от 1 до 10 (или от 10 до 1); иногда счет от 1 до 20. В некоторых вариантах техники используется обратный отсчёт от 100. Сначала счёт сопровождается внушениями на комфорт и обращение внимания вовнутрь; затем, когда клиент привыкает к данному наведению, бывает достаточно только счёта.

Счёт

Через несколько мгновений я начну считать от 1 до 10, и по мере того как я буду считать, вы можете начать ощущать комфорт... который постепенно будет становиться всё глубже и глубже... один... и на некоторое время всё, что вас окружает, становится неважным... два... дыхание становится более спокойным и ровным... три... и я не знаю, когда закроются глаза... до пяти или после... четыре... может быть, это немножко похоже на то, что бывает когда засыпаешь... когда мысли текут сами по себе... изменяясь... пять... и могут появляться образы... иногда яркие, иногда размытые... неважно... шесть... глаза закрылись... очень хорошо... семь... вы можете меня слушать или не слушать... это неважно... восемь... погружаясь все глубже и глубже в свой внутренний мир... девять... позволяя себе обрести эту паузу... этот отдых... такой необходимый... девять... такой комфортный... десять... просто позволяя происходить тому, что происходит...

Даже такое традиционное наведение, как наведение счётом, может быть использовано очень творчески. Так, Эриксон говорит своей пациентке: «Я сосчитаю до двадцати, и вы войдете в гипноз. А считать я могу по-разному». После чего он ей сообщает: «У меня восемь детей, но вообще-то они дешевле дюжинами»; и пациентка входит в транс.

Восемь и двенадцать в сумме – двадцать…

Обратный отсчёт

Клиента просят вслух отсчитывать от ста в обратном порядке; терапевт перемежает его счёт внушениями на комфорт и создание внутреннего фокуса внимания. В одном из вариантов этой техники добавляется следующее внушение:

Вы будете вслух считать от 100 в обратном порядке по единице, и находить каждое следующее число будет всё труднее и труднее. И когда вы обнаружите, что приходится затрачивать слишком много усилий на то, чтобы находить следующее число, вы скажете: «Числа кончились».

Обратный отсчёт с сенсорной перегрузкой

Этот метод фактически относится к техникам создания замешательства (см. главу «Замешательство»). Клиенту предлагают отсчитывать вслух от сотни в обратном порядке тройками. Вариант: отсчитывать вслух от сотни в обратном порядке семёрками. Вариант: отсчитывать вслух от сотни в обратном порядке семёрками, визуализируя каждое очередное число написанным на доске, и затем «стирая» его. Вариант: то же, но числа визуализируются в разном цвете.

3.5. Наведение расслаблением

Вхождение в транс через расслабление также представляет собой классическую технику. Она может осуществляться в разных вариантах.

Последовательное описание групп мышц

Тело мысленно разделяется на произвольное количество мышечных групп, которые последовательно предлагается расслаблять. Если человек расслабляется быстро, мышечные группы могут быть крупными (*Расслабьте ступни ног… расслабьте ноги до колен… расслабьте бёдра…*

позвольте расслабиться мышцам таза...). Если клиенту нужно больше времени, мышечные группы могут быть мелкими (*Расслабьте мышцы лба... расслабьте мышцы вокруг глаз... расслабьте губы... расслабьте челюсти...*).

Предложение расслабления можно сочетать с внушениями тяжести и тепла (*расслабьте ступни ног... позвольте возникнуть в ступнях ног ощущениям приятной тяжести и тепла...*).

Начинать можно с рук, с ног или с лицевых мышц. Это не имеет существенного значения.

Сочетание расслабления со счётом

Тело мысленно делится на десять мышечных групп; дается инструкция: «*Я буду считать от одного до десяти, и с каждым числом вы будете расслабляться всё больше и больше*». Затем ведётся счет, который сопровождается внушениями на расслабление: *Один... расслабьте ступни ног... два... расслабьте ноги до колен... три... позвольте расслабиться бёдрам... и т.д.*

3.6. Идеомоторные наведения

Это наведения, в которых активно используется идеомоторный феномен.

Наведение воображаемым грузом

Существуют различные варианты этого наведения. В целом оно заключается в том, что клиенту предлагают вытянуть руку (или обе) и представить, что на одной из них находится груз. Под весом этого воображаемого груза рука начинает опускаться; к этому движению присоединяются внушения на вхождение в транс. Наведение может быть использовано при самогипнозе.

Представьте себе, что у вас на руке лежит груз весом в пять килограмм... и под тяжестью этого воображаемого груза рука начинает опускаться... вначале медленно... всё ниже и ниже... и по мере того, как рука опускается, вы входите в транс... всё глубже и глубже... и когда рука опустится и ляжет на бедро, это будет хороший транс...

приятный… комфортный… оптимальной для вас глубины… да, всё ниже и ниже… очень хорошо… глаза закрываются… рука движется быстрее. И транс углубляется… и т.д.

Наведение монетой

Клиенту предлагают вытянуть руку вперёд ладонью вверх. На ладонь кладётся монета. Даётся следующее внушение:

Сейчас я прошу вас начать очень-очень медленно поворачивать кисть руки… да, вот так… продолжайте… и когда монета упадёт, вы закроете глаза и войдёте в транс.

Движение кисти очень быстро переходит в непроизвольное; это хорошо видно по изменившемуся характеру движения – оно становится прерывистым. Наведение может быть использовано при самогипнозе.

«Гарантированное от неудачи наведение» (*fail safe induction*) Эрнеста Росси

На основе идеомоторных движений Эрнест Росси разработал наведение, которое он назвал «Наведение, гарантированное от неудачи». Выполняется оно следующим образом.

Клиенту предлагают поставить руки перед собой ладонями друг к другу и говорят: *Поставьте руки перед собой ладонями друг к другу и ждите. Когда ваше бессознательное будет готово к тому, чтобы вы вошли в транс, руки начнут медленно сходиться или медленно расходиться сами по себе. Когда руки начали двигаться: «И по мере того, как руки сходятся (расходятся), вы входите в транс всё глубже и глубже».*

Если руки остаются на месте, следует продолжение:

А может быть, они предпочитают оставаться на месте в то время как вы входите в транс.

То же самое – если руки опускаются:

А может быть, руки предпочитают отдыхать на коленях в то время как вы входите в транс.

К идеомоторным наведениям относятся также наведение каталепсией руки и наведение левитацией руки (см. «Каталепсия руки» и «Левитация руки»).

3.7. Демистифицирующее наведение

Перед началом первого сеанса нужно демистифицировать технику – т.е. объяснить клиенту свою технику, объяснить, что в ней нет ничего магического, мистического, что всё это   естественно и научно. На это уходит время сеанса. Демистификацию можно объединить с собственно наведением – выполнить «Демистифицирующее наведение». Нами разработано следующее наведение.

Вы можете сесть удобно и закрыть глаза. Сейчас мы используем ваше воображение. В вашем воображении я прошу вас представить себе лестницу из десяти ступеней, которая спускается в хорошее место – может быть в парк, может быть в сад, может быть к берегу моря. Это особая лестница – лестница транса. Я буду медленно считать для вас ступени. И по мере того, как я буду считать их для вас, вы будете спокойно спускаться по ним, постепенно погружаясь в транс, в то время как я буду рассказывать вам, что это такое – транс.

Я начинаю считать.

Один... Одна ступенька вниз по лестнице... Спускаясь по этой воображаемой лестнице, вы на некоторое время удаляетесь от того, что принято называть окружающей реальностью... Всё это есть, но на некоторое время это неважно...

Два... Две ступеньки вниз по лестнице... И удаляясь на некоторое время от так называемой окружающей реальности, вы удаляетесь также от привычной логики, логики сознательного разума, приближаясь к иной логике – логике транса...

Три... Три ступеньки вниз по лестнице... К логике транса, которая не является логикой сознательного разума, логикой дня, но она не является и логикой сна, логикой ночи. Это – промежуточная логика...

Четыре... Четыре ступеньки вниз по лестнице... Это промежуточная логика, в которой возможно то, что кажется невозможным сознательному разуму. В которой можно одновременно находиться в разных местах и в разных временах, в которой могут сосуществовать противоположности... Это похоже на то, словно открывается скобка в психическом функционировании, и внутри этой скобки возможны позитивные изменения... а затем скобка закрывается, а изменения остаются и продолжают действовать...

Пять... Пять ступенек вниз по лестнице... Половина пути к тому уровню транса, который необходим вам сейчас для того, чтобы могла быть выполнена та внутренняя работа, которая должна быть выполнена сейчас... За работу сознательного разума отвечает левое полушарие головного мозга, а за работу бессознательного – правое. Когда активность левого полушария немного понижается, а активность правого немного повышается, мы получаем промежуточное состояние, которое и называем «транс». Работают оба – и сознание, и бессознательное...

Шесть... Шесть ступенек вниз по лестнице... Важно, чтобы вы знали, что в трансе контроль сохраняется. В любой момент вы будете понимать, что происходит, и если вам что-то не понравится, в любой момент вы можете прервать это упражнение. Для этого вам будет достаточно сделать глубокий вдох и открыть глаза.

Семь... Семь ступенек вниз по лестнице... Всё ближе и ближе к иной реальности, реальности транса, которая на самом деле является просто вашей собственной внутренней реальностью – реальностью ваших ощущений, образов, фантазии, воображения...

Восемь. Восемь ступенек вниз по лестнице... Вашей собственной реальностью, которая на некоторое время может стать единственно реальной... и вы позволяете ей становиться всё более реальной... позволяете приходить образам... цветам... звукам... ощущениям... продолжая слышать мой голос...

Девять... девять ступенек вниз по лестнице... всё больше и больше погружаясь в это приятное и комфортное состояние...

И десять...

И может быть, вы внутренне задаете себе вопрос – что же изменилось? Изменился ваш мышечный тонус... изменилась частота дыхания... изменился пульс... изменилось соотношение работы больших *полушарий головного мозга… и через несколько мгновений… я попрошу вас отправиться на поиски приятного воспоминания… т.е. такого момента вашей жизни, когда вы чувствовали себя приятно… комфортно… хорошо…*

3.8. Имитация транса

Этот метод может быть использован при работе с сопротивляющимся клиентом. Клиенту предлагают притвориться, что он в трансе, и вести себя так, как если бы он действительно находился в трансе. А терапевт притворится, что он верит, что клиент находится в трансе, и тоже будет вести себя так, словно клиент находится в трансе.

3.9. Натуралистическое наведение

Натуралистическое наведение осуществляется в обычной беседе по ходу рассказывания истории. Надо подробно и занимательно рассказать человеку о чем-то, что хорошо знаешь. Это может быть история о том, как делают скрипку, как обжигают кирпичи, как устроен компьютер, как растёт и развивается ребенок, как функционирует система пищеварения – неважно. Внимание фиксируется за счет увлекательности сюжета, наличия у субъекта интереса к данной теме или за счёт соответствия сюжета опыту клиента.

Для того, чтобы рассказ стал наведением транса, следует:

- ратифицировать возникающие у субъекта признаки транса;

- использовать контекстуальные внушения.

- незаметно перейти от «Я» (или «Он») к «Ты»;

- вставить в свой рассказ терапевтическую метафору.

Ратификация минимальных признаков транса

Ратифицируя минимальные признаки транса при натуралистическом наведении, не следует говорить «хорошо», «очень хорошо». В этом случае лучше говорить «Да», «Угу», или просто кивать головой. Делать это нужно как бы мимоходом, не акцентируясь на этом.

Использование контекстуальных внушений (см. «Внушения»)

Контекстуально выделяются слова, указывающие на комфорт, покой, расслабление, погружение в себя, гармонизацию и т.д. (*«Наступает осень... листья с деревьев начинают облетать... и иногда бывает так* **спокойно** *видеть, как* **плавно** *кружится в воздухе и* **тихо** *ложится на землю осенний лист...»*).

Переход от «Я» или «Он» к «Ты»

Рассказ начинается либо от первого лица (*«Как-то раз мне довелось побывать в Юго-Восточной Азии...»*) либо в третьем лице (*«Один мой приятель, заядлый рыбак, решил отправиться на рыбную ловлю...»*), и в какой-то момент незаметно переходит в обращение к слушателю (*«И когда ты смотришь на неподвижную водную гладь, время словно исчезает... и ты забываешь о том, где ты находишься... а иногда и забываешь, кто ты такой...»*).

Использование терапевтической метафоры

В рассказ включается терапевтическая метафора, имеющая отношение к путям разрешения проблемы или достижения цели субъекта (см. «Метафора»).

Помню, как-то раз летел я на самолёте... перелёт был долгим... я люблю летать на самолётах... делать ничего не надо... можно **расслабиться**... *и чувствовать себя* **комфортно**... *и когда смотришь в иллюминатор, видишь под собой облака... это так необычно – видеть облака внизу... да... они похожи на заснеженную равнину... которая тянется далеко-далеко... до самого горизонта... и приходят разные мысли... образы... и ты* **забываешь** *о том, где ты находишься... ты словно вне времени и пространства... ты начинаешь* **грезить**... *угу... иногда даже* **глаза закрываются**... *и это немножко похоже на то, о чем писал Джон Лилли... он описывал, как он лежал в бассейне с водой... плотность воды была такой, что вода поддерживала его тело... и температура воды была равна температуре тела... и он лежал... в полной темноте... и в полной тишине...* **неподвижно**... **спокойно**... *да... и в какой-то момент ему показалось, что он вышел из тела... и поднялся вверх... высоко... выше облаков... и встретился там с какой-то духовной сущностью... мудрой... и любящей.. и хотел остаться с ней... но она* *сказала ему: У тебя ещё есть дела на земле… **тебе надо завершить то, что ты начал… тебе надо заботиться о своих близких…** и он вернулся… и после этого многое изменилось… потому что **когда ты переживаешь необычный опыт, ты меняешься…** словно бы становишься более мудрым… более понимающим… более терпимым… и ты прощаешь людям их ошибки… потому что понимаешь, что люди несовершенны… а иногда и любишь их за их несовершенство… много приходит мыслей… и образов… когда смотришь на эту снежную равнину… без конца и края… и даже **забываешь** о том, что это облака… и только когда объявляют о посадке, вспоминаешь о том, что ты уже приближаешься к цели… туда, куда ты направлялся… и полёт прошёл незаметно… и если бы меня спросили, сколько времени прошло – я бы не знал, что ответить: может быть, несколько часов, а может быть, несколько минут.*

3.10. Углубление транса

Понятие глубины транса в теоретическом плане сейчас подвергается пересмотру. Тем не менее, когда мы говорим о более или менее глубоком трансе, мы понимаем, что при этом имеется в виду: степень самопоглощенности, то, насколько человек перестаёт обращать внимание на окружающее. В традиционном гипнозе глубина транса проверяется с помощью специальных проб; глубина транса оценивается по тем гипнотическим феноменам, которые удаётся получить. В эриксоновском гипнозе этого обычно не делают; терапевт работает с тем уровнем транса, который имеется на данный момент (утилизационный подход). Тем не менее, в распоряжении терапевта имеется целый ряд техник, направленных на углубление транса. Углубление транса используется, чтобы усилить «депотенциализацию» сознания – снизить сознательный контроль, помочь субъекту развить внутренний фокус внимания.

Аналог спуска (погружения)

Любой аналог спуска, или погружения, приводит к углублению транса. Это может быть лестница или эскалатор, ведущие вниз, это может быть лифт. Клиента просят представить себе «лестницу транса», или «эскалатор транса» или «особый лифт». Даётся внушение: по мере того, как он будет спускаться по лестнице (по мере того, как движется вниз эскалатор, по мере того, как опускается лифт) он будет погружаться в транс всё глубже и глубже.

В своём воображении представьте себе кабину лифта. Вы можете войти в ней и увидеть ряд кнопок. И когда вы увидите кнопки, вы можете приподнять указательный палец правой руки, чтобы дать об этом знать.

Палец поднимается.

Очень хорошо. И вы можете нажать на нижнюю кнопку. И когда двери закроются и лифт придёт в движение, вы позволите приподняться указательному пальцу правой руки, чтобы дать об этом знать.

Палец поднимается.

Очень хорошо. И по мере того, как лифт опускается, вы погружаетесь в транс всё глубже и глубже. И когда лифт остановится и двери откроются, это будет хороший глубокий транс. Для этого есть всё необходимое время. И когда лифт остановится и двери откроются, палец даст об этом знать.

Палец поднимается.

Клиент находится в более глубоком трансе, чем до использования техники.

Некоторым клиентам неприятен спуск (они это ассоциируют с чем-то тёмным и т.д.). Таким клиентам можно предложить восходить к трансу, что они с удовольствием и делают. В конце концов, никто не сказал, что транс находится внизу. Это просто ассоциация со словом «углубление».

«Волшебное кресло»

Клиенту, находящемуся в трансе, предлагают в своем воображении установить там, где он находится, мягкое удобное кресло, сесть в него, расслабиться и закрыть глаза.

Закрытие внутренних глаз

Клиент находится в трансе, глаза у него закрыты. Терапевт говорит ему:

Точно так же, как есть обычные глаза, которыми мы смотрим, можно представить себе, что есть внутренние глаза, и их тоже можно закрыть. Почти физическое ощущение того, как при закрытых глазах словно бы ещё какая-то шторка закрывается, или занавес опускается... а некоторые развлекаются тем, что закрывают несколько таких шторок подряд...

При необходимости можно создать интересное замешательство, предложив открыть внешние глаза при закрытых внутренних (см. «Замешательство»).

Составное внушение

Составное внушение (см. «Внушения») очень хорошо работает на углубление транса. Лучше всего использовать контингентное составное внушение (внушение присоединяется к тому, что уже происходит или будет происходить в ближайшем будущем). Внушение на углубление транса удобно присоединять к движению руки вниз из каталепсии (см. «Каталепсия руки») или к движению руки при левитации (см. «Левитация руки»).

По мере того, как рука опускается, транс углубляется, и когда рука опустится полностью, это будет хороший глубокий транс.

Формулировка «глубокий транс» может насторожить клиента, и в этом случае внушение не будет принято. Лучше использовать более осторожную и более мягкую формулировку: *«Это будет хороший транс, именно того уровня, который необходим вам сейчас для того, чтобы могла быть выполнена та внутренняя работа, которая должна быть выполнена здесь и сейчас».* Такая формулировка принимается намного охотнее.

Постгипнотическое внушение

Выбирается сигнал на углубление транса (например, прикосновение к запястью) и даётся постгипнотическое внушение (см. «Внушения»): *«Каждый раз, когда я вот так буду прикасаться к вашему запястью, вы будете погружаться в транс всё глубже и глубже».*

Середина нигде

Эриксон часто предлагал своим пациентам отправиться в место, обозначенное как «In the middle of nowhere» - т.е. «куда-то», аналог русского «Пойди туда не знаю куда». Он говорил: «И вы встретитесь с моим голосом в середине нигде. Очень хорошее место». «Середина нигде»

- это буквальный перевод, который не соответствует английскому значению выражения, но, как показывает опыт, хорошо работает на углубление транса. *«И сейчас вы можете отправиться в середину нигде... и когда вы окажетесь в середине нигде, палец даст об этом знать...».*

Тишина

Клиенту предоставляется время, в течение которого терапевт ничего не говорит – «время тишины». *«Сейчас вы располагаете несколькими минутами тишины для того, чтобы насладиться комфортом транса, а может быть, и углубить его».*

Можно предложить клиенту просигналить, когда он будет готов двигаться дальше.

Фракционированный (расчленённый) гипноз

По ходу сеанса клиент несколько раз выводится из транса и вновь вводится в транс. С каждым разом он погружается быстрее и глубже.

Техники углубления транса можно «нанизывать» одну на другую; например, можно предложить клиенту спуститься по лестнице (на эскалаторе, на лифте), сесть в мягкое удобное кресло, закрыть внутренние глаза; затем использовать составное внушение, предложить отправиться в середину нигде и дать некоторое время тишины.

3.11. Выведение из транса

Общее правило завершения сеанса заключается в том, что приводится в порядок всё, что было смещено. После возрастной регрессии надо вернуть человека в свой возраст. Если этого не сделать – это не значит, что он выйдет из транса в возрасте пяти лет; но он может чувствовать себя не совсем хорошо. Если в трансе изменяли ход времени – а в трансе время можно сжать или растянуть – то надо восстановить нормальный ход времени, и т.д.

Завершая сеанс, нужно предложить человеку выйти из транса и внушить ему хорошее самочувствие. Это можно сделать прямо: *«Ты выйдешь из транса, чувствуя себя хорошо».* Однако может так случиться, что человек выйдет из транса и будет чувствовать себя не очень хорошо. Тогда слова терапевта расходятся с его субъективным опытом – возникает инконгруэнтность. Поэтому осторожнее использовать косвенную формулировку: *«И я надеюсь, что ты будешь чувствовать себя хорошо»*. С одной стороны, внушается хорошее самочувствие, с другой стороны – резервируется возможность чувствовать себя недостаточно хорошо.

Как правило, если человек вышел из транса и чувствует себя не очень хорошо, это означает, что он вышел слишком быстро – выход не был как следует отработан. В такой ситуации лучше всего вернуть его обратно в транс (просто сказать: *«Пожалуйста, закройте глаза и вернитесь обратно»*) и дать ему всё то время, которое ему необходимо для выхода. Для этого достаточно сказать: *«И у вас действительно есть всё необходимое время для того, чтобы позволить этому происходить в своём собственном темпе»*.

Важно действительно дать человеку всё необходимое время, потому что у каждого – своё время выхода из транса. Кто-то выходит быстро, кто-то – медленно, а кто-то – так медленно, что начинающий терапевт начинает волноваться: а не останется ли он в трансе навсегда. Сколько существует человечество, столько оно использует транс – в разных формах и под разными названиями. И ещё не было описано ни одного случая, чтобы человек ушёл в транс и не вернулся.

Предложить выйти из транса

Для того чтобы вывести человека из транса, достаточно его об этом вежливо попросить. Обычно, когда человека в трансе вежливо о чём-то просишь, он это делает. *«Упражнение завершается. Через несколько мгновений я попрошу вас вернуться сюда, и когда вы почувствуете, что полностью к этому готовы, вы можете сделать глубокий вдох, потянуться, открыть глаза и вернуться в бодрствующее состояние, чувствуя себя хорошо»*.

Связать выход из транса с завершением внутренней работы

Можно связать выход из транса с завершением внутренней работы: *«И когда внутренняя работа будет завершена, тело сделает глубокий вдох, глаза откроются, и можно будет вернуться в бодрствующее состояние»*.

Здесь есть один нюанс – работа может потребовать достаточно много времени. Поэтому лучше связать выход из транса с завершением части этой работы – той части, которая должна быть завершена здесь и сейчас.

«Эта очень важная и очень нужная работа может продолжаться... и в обычном бодрствующем состоянии... и во сне... часы, дни, недели, может быть больше... столько, сколько необходимо... чтобы вы могли воспользоваться ... результатами ... этой работы.

И есть какая-то часть этой работы, которая должна быть выполнена именно здесь и сейчас... и когда эта часть работы будет выполнена, бессознательное позволит вам сделать глубокий вдох, слегка потянуться, и открыть глаза, и вернуться в обычное состояние... и когда вы вернётесь в обычное состояние, я надеюсь, что вы будете чувствовать себя хорошо, бодрым, отдохнувшим... и мы сможем поговорить».

Счёт

Этот способ обычно используется в традиционном гипнозе. *«Сейчас я буду считать от пяти до одного (или от 10 до 1), и с каждым моим счётом вы всё больше и больше будете возвращаться и при счёте один сделаете глубокий вдох и откроете глаза».* Разумно использовать выведение счётом, если было выполнено наведение счётом (если транс наводился прямым счётом, то выведение осуществляется обратным счётом, и наоборот). Недостаток этого способа заключается в том, что терапевт навязывает клиенту свой темп, который может не совпасть с его собственным темпом.

Выведение при нежелании клиента выходить из транса

Транс - приятное и комфортное состояние, поэтому люди часто не хотят выходить из транса. Есть разные способы, позволяющие побудить клиента выходить из транса. Можно использовать способ, которым пользовался Милтон Эриксон: *«Вы можете продолжать наслаждаться этим приятным и комфортным состоянием столько, сколько захотите, и я надеюсь, что вам не помешает необходимость сходить в туалет».* Срабатывают идеодинамические механизмы, и такая необходимость быстро возникает.

Можно использовать т.н. американский способ: *«Вы можете продолжать наслаждаться этим приятным и комфортным состоянием столько, сколько захотите, по цене 10 долларов в минуту».*

Удобно использовать в таких ситуациях следующую формулировку: *«Вы располагаете всем необходимым вам временем…(пауза)… в пределах отведенного нам времени».* Внутренние часы у клиента работают, он знает, что на всю консультацию отпущен один час – и достаточно быстро выходит из транса.

Можно спросить клиента: *«Что мне сделать, чтобы помочь вам быстрее выйти из транса?».*

При натуралистических наведениях человека выводят из транса за счёт того, что начинают с ним разговаривать на бытовые темы с обычной бытовой интонацией.

3.12. Транс терапевта

Для того чтобы сделать хорошую работу, терапевт сам должен войти в транс – транс терапевта. Транс терапевта существенно отличается от клиентского транса. Ранее транс определялся как внутренний фокус внимания; но у терапевта внимание сосредоточено на клиенте, он должен внимательно наблюдать за тем, что с ним происходит, отмечать и ратифицировать минимальные признаки транса, отмечать эмоциональные реакции.

Терапевт не может позволить себе расслабиться и полностью «уплыть» в свой транс; для него это – работа, и он должен выполнять свою работу хорошо, быть в этой работе активным.

И, наконец, терапевт не может полностью «отключить» сознание; он должен думать, анализировать, контролировать то, что он говорит и то, что он делает.

Таким образом, транс терапевта - это внешне ориентированный, активный, контролируемый транс. Этот вид транса желательно отрабатывать с помощью специальных упражнений.

ГЛАВА 4. ВНУШЕНИЯ

4.1. Природа внушений

Андре Вайценхоффер определяет внушение следующим образом: «Внушение – это обращение, вызывающее непроизвольные и часто неосознаваемые реакции». Именно непроизвольность реакции отличает внушение от других обращений – приказа, требования, просьбы, инструкции – выполнение которых предполагает сознательное сотрудничество. Непроизвольная реакция может осознаваться, но при этом оставаться непроизвольной; так, рука может двигаться сама по себе (пальцевый идеомоторный сигналинг, левитация руки) и человек осознаёт это движение, не управляя им.

Надо хорошо понимать, что любое внушение может быть принято или не принято. Когда внушение не принято – оно не срабатывает. Когда внушение принято – эффект такой же, как если бы человек делал его самому себе. Поэтому Даниэль Араос считает, что любое принятое внушение можно в итоге рассматривать как самовнушение.

Человек склонен принимать осмысленные и приятные для себя внушения и отбрасывать бессмысленные и неприятные. Поэтому надо стараться так формулировать внушения, чтобы они были для клиента приятными и осмысленными.

Все внушения делятся на три типа: прямые, косвенные и открытые.

4.2. Прямые внушения

Прямые внушения делятся на три подгруппы: явные прямые, прямые закамуфлированные и постгипнотические.

Явное прямое внушение

Явные прямые внушения обычно используются в традиционном гипнозе. В явном прямом внушении прямо говорится о том, что должно происходить. Например:

«Я сосчитаю от одного до пяти и вы войдёте в глубокий транс».

«Начиная с этого момента вы спокойно будете входить в тесные закрытые помещения».

«Вы забудете всё, о чём говорилось в гипнозе» и т.д.

Так работали в начале прошлого столетия. Есть люди, которые и сейчас так работают. Но работа Эриксона оказала огромное влияние на современный гипноз. Даже не считающие себя эриксонианцами гипнотерапевты в большинстве своём практикуют так называемый полутрадиционный гипноз – достаточно мягкий, с большим количеством косвенных внушений.

С явным прямым внушением связан целый ряд проблем:

Во-первых, если явное прямое внушение не реализуется, у клиента остаётся чувство неуспеха и разочарования. К гипнозу часто прибегают как к последней надежде, и если внушение не реализуется, может возникнуть чувство: «Ну вот, и гипноз не помог».

Во-вторых, явное прямое внушение может потребовать такого изменения, к которому человек еще не готов. *«Начиная с этой минуты вы больше не будете бояться публичных выступлений»* - а он по-прежнему боится. Каждый изменяется тогда и настолько, когда и насколько он готов измениться.

В-третьих, явное прямое внушение предполагает, что терапевт точно знает, что хорошо для другого человека (*«Я сосчитаю от одного до пяти, и будет вот так»*). Однако это довольно сомнительное утверждение.

В-четвёртых, явное прямое внушение авторитарно – поэтому оно часто вызывает   сопротивление. Простая закономерность: чем сильнее давит терапевт, тем больше сопротивляется клиент.

Это не в последнюю очередь связано с культурно-историческим контекстом. В авторитарном обществе авторитарный гипноз достаточно эффективен. Чем более демократично общество, чем больше в нём уважаются права человека, тем больше сопротивления вызывает авторитарный гипноз.

Известный эриксоновский гипнотерапевт, ученик Милтона Эриксона Джеффри Зейг говорит: «Я начинаю работать прямо, и лишь когда это не срабатывает, перехожу к косвенным методам». С одной стороны, если терапевт начал работать прямо и это сработало - действительно, необходимость в косвенных техниках отпадает. С другой стороны, если терапевт начал работать прямо и это не сработало – он создал себе проблему; вызвал сопротивление, с которым теперь придется что-то делать. Лучше начать работать косвенно; и лишь когда известен тип реакций человека на терапевта в целом и на его внушения в частности, иногда можно себе позволить использовать прямые методы.

Милтон Эриксон говорил, что он использует прямые внушения, и даже в авторитарной манере, с неуверенными в себе пациентами, которые как бы запрашивают такое к себе отношение.

Прямое закамуфлированное внушение

Жан Годен определяет прямое закамуфлированное внушение следующим образом: «В той мере, в какой пациенту не говорят прямо, что он не будет больше страдать, можно говорить о прямом закамуфлированном внушении».

Ж.Беккио и Ш.Жуслен определяют его так: «Нечто предлагается открыто, но вместе с тем это закамуфлировано, поскольку часть его исходит от самого пациента. Это прямое внушение, которое адресуется к тем ощущениям, которые испытывает пациент. Оно создает меньше сопротивления, облегчает обучение трансу и запуск бессознательных процессов».

В этом виде внушения «прямота» закамуфлирована – т.е. замаскирована. *«Сейчас боль исчезнет»* - это явное прямое внушение. В нём прямо говорится о том, что должно происходить. Если же сделать человеку сопровождение в приятном воспоминании, предложить обрести приятные ощущения, и сказать: *«Через некоторое время эти приятные ощущения заменят собой другие ощущения»* - это прямое закамуфлированное внушение. Оно по-прежнему прямое - в нём прямо говорится о том, что должно происходить; но если в случае явного прямого внушения боль должна исчезнуть именно в силу внушения терапевта – т.е. для того, чтобы она исчезла, фактически нужно подчиниться внушению, то   прямое закамуфлированное внушение адресуется к собственным ощущениям человека, которые он сам спродуцировал. В такой форме внушение легче принимается и вызывает меньше сопротивления.

Постгипнотическое внушение

Постгипнотическое внушение – это такое внушение, которое даётся в гипнозе, а выполняется потом – после гипноза. Милтон Эриксон показал, что для того, чтобы выполнить постгипнотическое внушение, человек спонтанно входит в транс; т.о. оно всё равно выполняется в трансе.

В традиционном гипнозе использовались постгипнотические внушения примерно такого типа: *«Когда вы проснётесь после гипноза, вы будете делать то-то».*

В эриксоновском гипнозе обычно используются постгипнотические внушения следующего типа:

«В ближайшее время ваше бессознательное найдёт и активизирует ресурсы, необходимые вам для решения вашей проблемы».

Инструкция на самогипноз представляет собой постгипнотическое внушение: *«Вам будет легко самостоятельно войти в это приятное и комфортное состояние. Для этого будет достаточно сесть, закрыть глаза, вспомнить, как вы сидели рядом со мной, вспомнить те слова, с которыми я к вам обращался, вспомнить те образы и ощущения, которые приходили, и вы легко и быстро войдете в это приятное состояние».* Эта инструкция даётся в гипнозе, а выполняется после гипноза.

Внушение, которым мы обычно завершаем свои сеансы – это типичное постгипнотическое внушение:

«Эта работа может продолжаться за пределами этого сеанса... ночью, когда вы спите... днём, когда вы заняты своими повседневными делами... часы, дни, возможно, дольше... столько, сколько необходимо...»

Предписания, которые Милтон Эриксон давал своим пациентам, иногда бывали не совсем обычными. Достаточно вспомнить, что книга, после которой Эриксон «проснулся знаменитым», называлась «Необычайная психотерапия». Когда дети Эриксона спрашивали его: «Папа, почему твои пациенты выполняют твои дурацкие предписания? Мы бы ни за что не стали», Эриксон отвечал: «Потому что я говорю уверенно, выгляжу уверенно, действую уверенно, и им в голову не приходит, что их можно не выполнить». К этому ещё стоило бы добавить, что он давал их как постгипнотические внушения.

Можно давать так называемое ***постгипнотическое внушение на реиндукцию***. После того, как терапевт один раз сделал клиенту каталепсию руки (см. «Каталепсия руки»), её можно использовать для реиндукции – т.е. повторного наведения транса. Это сработает ещё лучше, если, делая каталепсию, одновременно дать постгипнотическое внушение: *«Каждый раз, когда я вот так подниму вашу руку, вы легко и быстро войдёте в транс»*.

Однако тут есть нюансы. Занятие эриксоновским гипнозом приучает тщательнейшим образом контролировать свою речь, отслеживать те смыслы, которые транслируются на разных уровнях. Выше говорилось о том, что человек склонен принимать осмысленные и приятные для себя внушения. Добавим также – и безопасные. В такой формулировке внушение может быть не принято, потому что оно может быть воспринято как потенциально опасное. Если терапевт поднимет руку где-нибудь в неподходящей ситуации – например, в гостях, в театре, на улице – надо будет входить в транс? Для того чтобы внушение наверняка было принято, лучше определить контекст, в котором оно будет действовать, например:

«Каждый раз, когда я вот так подниму вашу руку, вы легко и быстро войдёте в транс, и это будет действовать только тогда, когда это необходимо для вас».

Или: *«Каждый раз, когда я вот так подниму вашу руку, вы легко и быстро войдёте в транс, и это будет действовать только во время наших сеансов»*.

Или: *«Каждый раз, когда я вот так подниму вашу руку, вы легко и быстро войдёте в транс, и это будет действовать только в этом кабинете»*. Но при такой формулировке, если сеанс будет проходить в другом месте, это не сработает.

Для постгипнотического внушения на реиндукцию годится любой удобный в использовании сигнал, например: *«Каждый раз, когда я вот так буду прикасаться к вашему запястью, вы будете входить в транс»*.

Для того чтобы постгипнотическое внушение было наверняка принято и сработало, можно заручиться согласием клиента, например:

«Каждый раз, когда я вот так подниму вашу руку, вы легко и быстро войдёте в транс, и это будет действовать только тогда, когда это необходимо для вас. Вам это подходит?».

- Утвердительный кивок головой или движение пальца – «да».

«Вы это сделаете?»

- Утвердительный кивок головой или движение пальца – «да».

Внушение принято клиентом и будет выполнено.

Практикующие эриксоновский гипноз часто пренебрегают постгипнотическим внушением, поскольку оно по определению относится к прямым. При адекватном использовании постгипнотическое внушение – весьма эффективный инструмент.

4.3. Косвенные внушения

Косвенные внушения как таковые придумал не Эриксон. Ещё классик гипноза Бернгейм писал о косвенных внушениях. Однако Эриксон разработал и отточил до совершенства многие виды косвенных внушений.

В силу ограничений, накладываемых сознанием («Этого я не могу», «Это у меня не получается»), человек иногда не принимает те идеи, которые могут помочь ему разрешить его проблему. Косвенное внушение позволяет предложить человеку определенную идею в обход сознательного контроля, увлечь его в том направлении, которого он обычно избегает. В результате запускаются идеодинамические механизмы, и когда человек спохватывается – что-то уже произошло «само по себе»; он уже сделал шаг или два в том направлении, которое считал для себя невозможным. Ну а дальше, как говорил Эриксон, изменение работает по механизму снежного кома.

Надо помнить, что ни одно внушение не даёт стопроцентной гарантии того, что оно будет принято. Любое внушение может быть отвергнуто. Прямое внушение легко отвергнуть на сознательном уровне, потому что оно очевидно. Косвенное внушение осуществляется в обход сознательного контроля, но и оно может быть отвергнуто на бессознательном уровне.

Рассмотрим виды косвенных внушений.

Последовательность принятия

Этот вид косвенного внушения заключается в том, что человеку сообщается несколько истинных высказываний, которые невозможно отвергнуть, связанных между собой союзами, а затем сообщается то, что хотят внушить.

По-английски этот вид внушения называется "yes set", что можно перевести как «совокупность «да», а можно перевести и как «установка на «да». Второй вариант указывает на психологический механизм, по которому срабатывает это внушение. Когда человеку предлагают несколько высказываний, на которые он неминуемо ответит «да», у него формируется внутренняя установка на согласие. Установка обладает определенной инертностью; её невозможно изменить мгновенно. Поэтому велики шансы на то, что внушение будет принято – что он также внутренне ответит на него «да».

Рассмотрим пример наведения транса:

«Вы можете слышать звуки, которые нас окружают… и вы можете ощущать контакт вашего тела со стулом… сиденьем, которое вас поддерживает… со спинкой… и вы можете чувствовать, как одежда прилегает к телу… и вы можете ощутить своё дыхание… И через несколько мгновений я попрошу вас отправиться на поиски приятного воспоминания…»

В этом наведении использована последовательность принятия. Клиент внутренне отслеживает слова терапевта и не может не согласиться с ними:
- *«Вы можете слышать звуки, которые нас окружают…»*
- «Да, могу».
- *«Вы можете ощущать контакт вашего тела со стулом…»*
- «Да, могу».
- *«Вы можете чувствовать, как одежда прилегает*
- *к телу…*
- «Да, могу».
- *«И вы можете ощутить свое дыхание…»*
- «Да, могу».
- *«И через несколько мгновений я попрошу вас*
- *отправиться на поиски приятного воспоминания…»*
- «Да, отправлюсь».

Импликация

Следующий вид косвенного внушения – импликация. В переводе на русский язык – «подразумевание».

Суть импликации заключается в том, что то, что хотят внушить, упоминается как нечто само собой разумеющееся, не подлежащее ни сомнению, ни обсуждению.

«Когда вы поймёте, как действует импликация, вам будет намного легче работать».

В этой фразе содержится импликация – косвенное внушение. Внимание смещается на вторую часть – «будет легче работать», и легче проходит послание: «Вы поймёте, как действует импликация». Обратите внимание, что сказано не «Если вы поймёте», а «Когда вы поймёте»; т.е. то, что вы поймёте, не подлежит никакому сомнению.

«Во время нашей встречи на следующей неделе вы увидите…» - состоится встреча на следующей неделе.

«Не стремитесь расслабиться… сейчас» (т.е. расслабляйтесь тогда, когда «сейчас» пройдёт).

«Насколько глубоко Вы бы хотели погрузиться в транс?». Совершенно неважно, что человек ответит. Что бы он ни ответил, он принимает тот факт, что он погрузиться в транс. (Ответ «Да я вообще ни в какой транс не хочу погружаться!» означает, что внушение не принято. Любое внушение – как прямое, так и косвенное, может быть принято или не принято).

Самая знаменитая импликация принадлежит Карлсону, который живёт на крыше. Он спрашивает у домоправительницы фру Фрекенбок: «Отвечай честно, быстро, не задумываясь. Ты уже перестала пить коньяк по утрам, да или нет?». Как бы она ни ответила, тот факт, что она пила коньяк по утрам, сомнению не подлежит.

Отрывок из наведения Эриксона:
Эриксон: - *Как вы думаете, когда ваши глаза закроются?*
Клиент: - *Не знаю.*
Эриксон: - *До или после того как ваша рука притронется к лицу?*
Здесь целых две импликации: глаза закроются, рука притронется к лицу.

Когда дочка Эриксона побывала у ортодонта, Эриксон воскликнул: «Это ужасно, какая кошмарная штука у тебя во рту, тебе даже понадобится какое-то время, чтобы привыкнуть к этому».

В техническом плане Эриксон сделал две вещи. Во-первых – присоединился, подстроился. Когда Эриксон говорит: «Какая кошмарная штука у тебя во рту», он показывает ребёнку, что он понимает, что она чувствует, разделяет её чувства.

Во-вторых – импликация. «Тебе даже понадобится какое-то время, чтобы привыкнуть к этому» означает: «Ты к этому привыкнешь».

Эриксону принадлежит рекорд – самый короткий сеанс психотерапии в мире. К нему привели подростка с отклоняющимся поведением, он посмотрел на него и сказал: «Я не знаю, как изменится твое поведение». Это импликация – поведение изменится. И оно изменилось.

Импликации могут быть использованы для вызывания гипнотических реакций. Например:

«Я не знаю, в какой руке может начать возникать ощущение лёгкости – в левой или в правой...» (Подразумевается – в руке возникнет ощущение лёгкости; вызывается гипнотический феномен – левитация руки).

Подразумеваемое указание

М. Эриксон и Э. Росси в качестве разновидности импликации выделяют так называемое **подразумеваемое указание.**

Подразумеваемое указание состоит из трех стандартных частей:

1. Введение, связанное со временем.
2. Подразумеваемое указание на нечто, что происходит внутри клиента.
3. Поведенческая реакция, сигнализирующая о том, что подразумеваемое указание выполнено.

Общая форма подразумеваемого указания:

«Когда осуществится то-то, произойдет то-то и то-то».

Пример:

«Когда ваше бессознательное найдёт и активизирует ресурсы, необходимые для решения проблемы, указательный палец правой руки даст об этом знать».

Где первая часть, введение, связанное со временем – «Когда».

Вторая часть, подразумеваемое указание на нечто, что происходит внутри клиента – «ваше бессознательное найдёт и активизирует ресурсы, необходимые для решения проблемы».

Третья часть, поведенческая реакция, сигнализирующая о том, что подразумеваемое указание выполнено – «указательный палец правой руки даст об этом знать».

Поведенческая реакция нужна, потому что терапевт не может знать, произошло ли в действительности то, что он внушает; это – внешне наблюдаемый сигнал, который говорит ему о том, что это действительно произошло. В качестве поведенческой реакции может использоваться что угодно: движение пальца, поднятие руки, опускание руки, закрывание глаз, открывание глаз и т.д.

В приведённом выше завершении сеанса (см. «Выведение из транса») было использовано подразумеваемое указание; здесь есть все три части:

«И есть какая-то часть этой работы, которая должна быть выполнена именно здесь и сейчас… и когда эта часть работы будет выполнена, бессознательное позволит вам сделать глубокий вдох, слегка потянуться, и открыть глаза, и вернуться в обычное состояние…»

Вопрос

Вопрос редко распознаётся как внушение – люди привыкли задавать друг другу огромное количество вопросов. Э. Росси считает вопрос формой внушения, «гарантированной от неудачи». Действительно, если терапевт предлагает какой-то феномен (*«Сейчас в одной из ваших рук начнёт возникать ощущение лёгкости…»*) и феномен не наступает, терапевт ставит себя в трудное положение, из которого надо выпутываться. Если же это внушение делается в форме вопроса (*«Не начнёт ли в одной из ваших рук возникать ощущение лёгкости?»*), то если феномен наступил – хорошо, терапевт об этом сказал. Если же он не наступил – ничего страшного, терапевт просто поинтересовался…

Стивен Гиллиген предлагает следующую классификацию вопросов (в основном сохранены примеры С.Гиллигена):

Сосредотачивающие вопросы

Используются для фиксации внимания при натуралистическом (разговорном) наведении. С.Гиллиген рекомендует начать с общепринятых социальных вопросов:

- *Как погода?*
- *Легко сюда добрались?*
- *Вам удобно?*

И затем перейти к вопросам относительно нейтральных внешних стимулов (собственно фиксация внимания):

- *Как вам нравятся эти часы?*
- *Что вы думаете о моем книжном шкафе?*
- *Где вы купили этот прекрасный костюм?*

Вопросы, открывающим доступ к памяти

«Вопросы, открывающие доступ к памяти» в классификации С.Гиллигена – это фактически вопросы, запускающие внутренний поиск.

Эта группа вопросов подразделяется на подгруппы:

А) Вопросы, касающиеся связанных с трансом переживаний

- *Как вы себя чувствуете, когда действительно расслабляетесь? Вы можете припомнить такой момент?*

- *Можете ли вы припомнить такой момент, когда чувствовали себя в полной безопасности?*

- *Можете ли вы припомнить, что чувствуешь, когда принимаешь теплый душ или ванну после утомительного дня?*

Б) Вопросы, относящиеся к повседневным проявлениям трансовых феноменов

Например, когда терапевт собирается вызывать возрастную регрессию, он может задавать следующие вопросы:

- *У вас в детстве было какое-нибудь прозвище?*

- *Где вы росли? Сколько комнат было в вашей квартире?*

- *Вы можете припомнить, как звучал голос вашей матери, когда она вас хвалила?*

В) Вопросы, относящиеся к предшествующему опыту транса

- *Когда вы испытывали самый глубокий в своей жизни транс?*

- *Как вы узнаете, когда начинаете погружаться в транс?*

- *Можете ли вы припомнить последний раз, когда погружались в транс?*

Г) Вопросы, относящиеся к предполагаемому опыту транса (если такого опыта не было):

- *Как вы полагаете, на что это было бы похоже, если бы вы погрузились в легкий транс?*

- *Можете ли вы описать какие-нибудь изменения, которые вы могли бы испытать, погрузившись в легкий транс?*

Риторические вопросы

Эти вопросы используются для углубления транса; они задаются, когда глаза у клиента уже закрыты и он больше не разговаривает.

- *Интересно, насколько глубоко вы погрузитесь в транс?*

- *Интересно, насколько вы позволите себе расслабиться?*

- *Интересно, как будет проявлять себя ваше бессознательное?*

- *Ведь правда, вы погрузитесь, можете погрузиться, хотите погрузиться, уже погружаетесь ещё глубже?*

- *Произойдет ли это, а почему бы и нет, почему бы этому не произойти прямо сейчас?*

- *А какая естественная пара есть у бодрствования? Говорят, что сон...*

- *А какая естественная пара есть у жесткого рационального состояния? Говорят, что транс...*

Двойственные вопросы

Эти вопросы позволяют подстроиться к обеим сторонам личности – и к той, которая хочет погрузиться в транс («сотрудничество»), и к той, которая этого не хочет («сопротивление»). Эти вопросы осуществляются при помощи выражений «не так ли»? «правда»? «верно»? «разве нет»?

- *И вы действительно хотели бы погрузиться в транс, разве нет?*

- *И вы, наверное, не можете чувствовать себя достаточно комфортно, или можете?*

- *И действительно, очень приятно расслабиться, разве нет?*

Скрытые вопросы

Это высказывания, неявно содержащие в себе вопрос. Вопросительного знака на конце нет, но человек воспринимает их как вопрос.

- *И мне интересно знать, насколько легко вы начнете погружаться в транс.*

- *И мне любопытно знать, что бы вам хотелось сделать сейчас.*

Побуждающие вопросы

Эти вопросы на самом деле являются указаниями. Но благодаря тому, что они даются в форме вопроса, они принимаются намного легче и не вызывают сопротивления.

- *Можете ли вы положить руки на колени и поставить ноги всей ступнёй на пол?*

- *Не сядете ли вы поудобнее?*

- *Вы можете сесть вот так?* (показать как).

С помощью вопросов можно делать практически всё; например, можно навести транс исключительно вопросами. В качестве примера рассмотрим наведение, которое приводят М. Эриксон и Э.Росси.

Наведение фиксацией взгляда с помощью вопросов

(М.Эриксон, Э.Росси)

1.   Вы можете найти точку, на которую удобно смотреть?

2.   Когда вы продолжаете смотреть на эту точку, хотят ли ваши веки моргнуть?

3.   Будут ли глаза моргать вместе или раздельно?

4.   Медленно или быстро?

5.   Они закроются сразу или немного погодя?

6.   Будут ли глаза закрываться всё больше и больше по мере того, как вам становится все удобнее?

7.   Теперь могут ли глаза оставаться закрытыми по мере того, как ваш комфорт нарастает, так, словно вы засыпаете?

8.   Может ли этот комфорт нарастать всё больше и больше, так, чтобы вам не хотелось даже пытаться открыть глаза?

9.   Или вы попытаетесь и обнаружите, что не можете?

10.   И как скоро вы забудете о них, потому что ваше бессознательное хочет грезить?

В этом наведении используется тот же принцип, что и при постановке пальцевого идеомоторного сигналинга.

При постановке сигналинга сначала запрашивается произвольная реакция. Затем терапевт постепенно «соскальзывает» к запросу непроизвольной реакции, вводя и увеличивая момент непроизвольности и диссоциации (диссоциируется палец) и завершает запросом непроизвольной реакции (*«палец даст об этом знать»*). Здесь делается то же самое.

«Вы можете найти точку, на которую вам удобно смотреть»? Запрашивается произвольная реакция от активного бодрствующего субъекта.

«Когда вы продолжаете смотреть на эту точку, хотят ли ваши веки моргнуть»? Вводится момент непроизвольности – «Веки хотят моргнуть».

«Будут ли глаза моргать вместе или раздельно»? момент непроизвольности усиливается, кроме того – добавляется замешательство (см. «Замешательство»).

И далее – вплоть да запроса полностью непроизвольной реакции: *«Бессознательное хочет грезить».*

Негативное парадоксальное внушение

Человеку что-то внушают, прося его не делать этого.

«Прямо сейчас не думайте о белой обезьяне».

«Вам нет необходимости расслабляться».

Чтобы сделать внушение еще более сильным – можно добавить импликацию:

«Вам нет необходимости расслабляться... сейчас».

Этот вид внушения всё чаще используется в рекламе: «Вам не хочется попробовать этот кусочек сельди... У вас нет ни малейшего желания положить его в рот и насладиться его вкусом...»

Двойная связка

Следует различать просто «Связку» и «Двойную связку».

«Связка» - это предложение иллюзорного выбора; это выбор без выбора, обе части которого адресованы сознательному поведению.

«Ты розетку сейчас починишь или после того как ковёр почистишь»? Это – связка; обе её части адресованы сознательному поведению.

«Двойная связка» (Полное название - «Двойная связка сознание-бессознательное») – это такое послание, которое клиент получает сознательно, но которое инициирует бессознательные процессы. «Двойная связка» - это выбор без выбора, адресованный бессознательному поведению.

«Я не знаю, появится ли ощущение лёгкости в правой или в левой руке». Возникновение лёгкости – это трансовый феномен, непроизвольное поведение.

Часто приходится слышать, что двойная связка не работает. Дело в том, что этот вид косвенного внушения легко «прочитывается» на уровне сознания. Эриксон говорит о том, что в данном случае выручает терапевтическая метарамка, общетерапевтический контекст. Терапевтическая ситуация – это такая ситуация, в которой один обращается за помощью, а другой эту помощь оказывает – и оба это знают. В этой ситуации внушение принимается, т.к. человек знает, что то, что происходит, делается для его пользы.

Контекстуальное внушение

Французы называют этот вид внушения «Межконтекстуальным» (Intercontextuel). По-английски оно называется «Встроенное внушение» (Embedded suggestion). Чтобы избежать путаницы со «Встроенной метафорой» (см. «Амнезия»), мы предпочли в русском варианте использовать термин «Контекстуальное внушение», который адекватно отражает используемый в этом виде внушения психологический механизм. В переводах с английского может также встретиться выражение «Техника рассеивания», или «Техника припудривания».

Приём заключается в том, чтобы превратить слово во внушение, выделив его из контекста, слегка изменяя тон голоса или направление голоса. Выделить нужно, не привлекая внимания; выделить так, чтобы сознание этого не заметило. В письменных текстах контекстуальное внушение обычно выделяется жирным шрифтом.

Например: *«И через несколько мгновений я попрошу вас отправиться на поиски **приятного** воспоминания... То есть такого момента вашей жизни, когда вы чувствовали себя **хорошо... спокойно... комфортно...** И когда это **приятное** воспоминание придёт... вы кивнете головой, чтобы дать мне об этом знать...»*

Это – типичный пример так называемого двухуровневого языка. На одном уровне идет сопровождение в приятном воспоминании, а на другом уровне бессознательное систематически получает послания: «хорошо», «спокойно», «приятно», «комфортно»... срабатывают идеодинамические механизмы, и внутреннее состояние начинает постепенно меняться.

Приведем еще несколько примеров.

*Многие животные замечательно умеют **расслабляться**.*

*Человек часто не замечает, что он **погружается в транс.***

*Приятно знать, что есть часть тебя самого, которая может работать самостоятельно, и **дать ей поработать за тебя.***

*Есть такие места, в которых сами собой приходят ощущения **расслабления и комфорта.***

Замечательный пример использования М.Эриксоном этой техники - история про помидор, которая давно уже стала классической и кочует из книги в книгу и из статьи в статью. Тем не менее, приведём её для полноты картины.

В городе, в котором жил Милтон Эриксон, был человек по имени Джо. Он был цветоводом, выращивал цветы на продажу и был известным в городе человеком. И вот он заболел раком. Заболевание было смертельным, он лежал в больнице и получал большие дозы морфия – чтобы снять боль. И поэтому находился в полуобморочном наркотическом состоянии. А поскольку это был город, в котором жил Эриксон, в больнице не осталось ни одного врача и ни одного практиканта, который бы не попробовал на бедном Джо гипноз – и всё без толку. Джо уже не мог без содрогания слышать слово «гипноз». И вот его выписали из больницы и отправили домой – умирать. И его жена решила вызвать доктора Эриксона. Эриксон приехал, сел рядом с Джо и начал говорить. И вот что он ему говорил.

*«Джо, я хотел бы с вами поговорить. Я знаю, что вы цветовод, вы выращиваете цветы, а я сам вырос на ферме в Висконсине и всегда любил выращивать цветы. Я и до сих пор это люблю. Поэтому я хотел бы, чтобы вы сели вот в это уютное кресло и давайте поговорим. Я хочу много чего вам сказать, только это будет не про цветы, потому что про цветы вы знаете больше, чем я. **Это не то, что вам нужно.** Теперь я буду говорить, говорить **спокойно**, и я хочу, чтобы вы тоже **спокойно** слушали меня. Я буду говорить о растении – о помидоре. Довольно странная тема для разговора. Вам стало **любопытно.** Почему о помидоре? Вот почему. Вы сажаете помидорное семечко в землю. Вы с **надеждой ожидаете**, что оно вырастет в целое растение, плоды которого **доставят вам удовольствие.** Семечко всасывает в себя воду, это ему **легко**, потому что идут дожди, которые несут **мир и покой** и помогают расти цветам и помидорам. Это крохотное семечко, Джо,*

понемногу набухает, потом выдвигает маленький корешок, покрытый корневыми волосками. Вы, может быть, не знаете, что такое корневые волоски, а это **такая вещь, которая помогает** семечку помидора расти, пробиться из под земли и превратиться в росток, **а вы можете просто слушать меня, Джо,** я буду говорить дальше, **а вы можете просто слушать дальше, и вам будет интересно, просто интересно, что вы можете на самом деле узнать…»**

В этот момент жена Джо подошла с запиской: «Доктор Эриксон, когда же наконец вы начнете гипнотизировать моего мужа»? и увидела, что ее муж сидит неподвижно, что он её не видит, глаза у него расфокусированы и он смотрит вдаль – т.е. находится в глубоком трансе.

Если прочитать отдельно те слова, которые выделены контекстуально, т.е. то послание, которое получает бессознательное, то получается следующее: **Это не то, что вам нужно, спокойно, спокойно, любопытно, с надеждой ожидаете, доставят вам удовольствие, мир и покой, такая вещь, которая помогает, а вы можете просто слушать меня, Джо, а вы можете просто слушать дальше, и вам будет интересно, просто интересно, что вы можете на самом деле узнать…**

В результате удалось существенно снизить дозу морфия, которую получал Джо, и последние два месяца своей жизни он провёл в ясном сознании в кругу семьи, а потом, естественно, умер. То, что человек смог достойно провести свои последние дни, считается терапевтическим успехом, и это тоже важно – знать, что успехи бывают разные.

Составное внушение

Два предложения (или больше) связываются союзами и взаимно усиливают друг друга; при этом логическая связь между ними может отсутствовать.

«Вы сидите рядом со мной, и вы слышите мой голос, и могут приходить различные мысли и образы в то время как вы входите в транс всё глубже и глубже…».

Эриксон и Росси дают следующую классификацию составных внушений:

А) Последовательность принятия и подкрепление.

Б) Контингентные (непрерывные).

В) Наложение противоположностей.

Г) Отрицание.

Д) Шок, удивление, творческие моменты.

А. Последовательность принятия и подкрепление

Последовательность принятия представляет собой отдельный вид косвенного внушения; вместе с тем она является разновидностью составного внушения.

Последовательность принятия и подкрепление по М.Эриксону и Э.Росси – это «бытовые формы» составного внушения.

Последовательность принятия – это констатация чего-то хорошего и очевидного, за которой следует предложение возможности:

«Сегодня такой хороший день, пойдём искупаемся».

«Сегодня выходной, почему бы мне не делать то, что мне хочется».

«Вы хорошо поработали и можете продолжать».

Подкрепление – это наоборот: сначала идет предложение, а затем – констатация чего-то хорошего и очевидного:

«Пойдём искупаемся, сегодня такой хороший день».

«Почему бы мне не делать то, что мне хочется, ведь сегодня выходной».

«Можете продолжать, вы хорошо поработали».

Б. Контингентные (непрерывные) внушения

Контингентное внушение заключается в том, что терапевт берёт что-то, что уже происходит или обязательно будет происходить и добавляет к этому внушение. Например:

Человек сидит рядом с терапевтом – и некоторое время будет продолжать сидеть. Составное контингентное внушение: *«Продолжая сидеть здесь, вы обнаружите, что чувствуете всё большее расслабление и комфорт»*. Внушение можно усилить контекстуально: *«Продолжая сидеть здесь, вы обнаружите, что чувствуете всё большее **расслабление и комфорт»***.

Человек дышит, и, естественно, будет продолжать дышать. Составное контингентное внушение: *«С каждым вдохом, который вы делаете, вы входите в транс всё глубже и глубже»*.

Исключительно удобно присоединять внушения к движению руки из каталепсии (см. «Каталепсия руки») и в левитации (см. «Левитация руки»). Рука из каталепсии начинает опускаться – и к этому движению можно присоединить практически любое внушение:

«В то время как рука опускается, транс углубляется».

«В то время как рука опускается, вы выходите из транса».

«В то время как рука опускается, вы спокойно отправляетесь во времени назад к истоку этой проблемы».

«В то время как рука опускается, бессознательное ищет и находит все ресурсы, необходимы вам для решения этой проблемы».

То же самое – с левитацией. Разница заключается в том, что при каталепсии в распоряжении терапевта одно движение руки - вниз; при левитации можно использовать два движения – вверх и вниз.

В. Наложение противоположностей

Можно также перевести как «противопоставление противоположностей» (opposition of opposites).

Противопоставляются два противоположных процесса. Когда что-то одно поднимается – что-то другое опускается; когда что-то одно напрягается – что-то другое расслабляется и т.д.

Например, у человека проблема с расслаблением – ему трудно расслабиться. Ему предлагают максимально напрячь кисть руки и говорят: *«В то время как рука напрягается, всё остальное тело расслабляется»*.

«В то время как ваша рука становится всё более чувствительной, отметьте, как ваша челюсть становится всё более нечувствительной».

Если клиент не закрывает глаза, можно взять его руку, начать выводить ее в каталепсию и сказать: *«В то время как рука поднимается, веки обычно опускаются».* Часто при этом он закрывает глаза.

Г. Отрицание

Считается, что сам факт использования терапевтом в своей речи отрицания способствует разрядке сопротивления. Фактически это то же самое, что двойственные вопросы по С.Гиллигену:

«И вы можете, разве нет»?

«Вы можете попытаться, не так ли»?

«Вы сделаете, разве нет»?

«Вы уже делаете, неправда ли»?

«Почему бы не дать этому произойти»?

Отрицание может быть соединено с импликацией:

«Не входите в транс, пока не будете полностью к этому готовы».

«Не закрывайте глаза, пока не сделаете три вдоха и выдоха».

Одновременно такое внушение является негативным парадоксальным. Достаточно часто одно и то же внушение может быть отнесено к нескольким категориям.

Общая схема такого внушения:

«Не делайте то-то и то-то (терапевтическая реакция), пока не (неизбежное поведение клиента в ближайшем будущем).

Д. Шок, удивление и творческие моменты

Шок мгновенно выбивает из левополушарного логического функционирования. Шок достигается нарушением табу клиента – т.е. высказыванием на запретную для него тему. Составное внушение в данном случае представляет собой фразу, первая половина которой шокирует – а вторая как бы снимает шок; но он уже состоялся. Например:

«Ваша половая жизнь… не будет предметом нашего рассмотрения».

«То, что вы от меня скрываете… может остаться вашим секретом».

Шок и удивление представляют собой способы депотенциализации сознания (см. «Микродинамика транса»). Название «Шок, удивление, творческие моменты» говорит о том, что шок и удивление «переключают» с рационального на иной способ функционирования, в результате чего высвобождаются творческие ресурсы бессознательного.

Трюизм (банальность)

Следующий вид косвенного внушения – трюизм, или банальность. Высказывается банальность; срабатывают идеодинамические механизмы, и то, о чём было сказано, начинает происходить. Трюизм практически никогда не распознаётся как внушение.

Примеры трюизмов:

«Иногда хочется просто расслабиться и посидеть спокойно».

«Когда человек уходит в себя, он может ничего не видеть и с открытыми глазами».

«Человек многое забывает: имена, номера телефонов, назначенные встречи…»

Все пословицы и поговорки представляют собой трюизмы; так что в русском языке на каждый случай жизни можно найти подходящий трюизм.

М.Эриксон и Э.Росси дают следующую классификацию трюизмов.

Они выделяют группу ***трюизмов с использованием идеодинамических процессов:***

Трюизмы с использованием идеомоторных процессов

С помощью трюизмов вызывается моторная реакция – движение.

*«Многие люди могут почувствовать, что **одна рука легче другой**».*

*«У каждого бывало так, что он покачивал головой **утвердительно или отрицательно, не замечая этого**».*

*«Когда мы устаем, **наши глаза начинают моргать и иногда закрываются**, а мы этого даже не осознаем».*

*«Иногда, когда мы устали или засыпаем, мышца может сократиться, так что наша **рука или нога совершает легкое непроизвольное движение».***

Трюизмы с использованием идеосенсорных процессов

С помощью трюизмов вызывается ощущение.

*«Вы уже знаете, как испытывать приятные ощущения, такие как **тепло** солнца **на вашей коже».***

*«Большинству людей нравится **освежающее дуновение** легкого ветерка».*

*«Некоторые люди так хорошо могут представить себе свою любимую пищу, что могут **почувствовать её вкус».***

«Запах морского ветри приятен большинству людей».

Если по ходу сопровождения – например, в лесу или на берегу моря – сказать: *«Иногда бывает так приятно вдохнуть полной грудью свежий лесной (морской) воздух»*, клиент часто делает непроизвольный глубокий вдох.

Трюизмы с использованием идеоаффективных процессов

С помощью трюизмов вызывается эмоция.

*«Многие из нас пытаются избегать **мыслей и воспоминаний, вызывающих слёзы**, хотя они часто связаны с самыми важными вещами».*

*«Мы все замечали, как кто-то **улыбается своим мыслям**, и часто **улыбались в ответ на их улыбку».***

Трюизмы с использованием идеокогнитивных процессов

С помощью трюизмов оказывается влияние на когнитивные процессы (ощущение, восприятие, память, мышление).

«Мы знаем, что когда мы спим, наше бессознательное может ***грезить***».

«Вы легко можете ***забыть*** *ваш сон, когда проснётесь».*

«Вы можете иногда ***вспомнить*** *важную часть этого сна, которая интересует вас».*

«Иногда имя крутится у нас на кончике языка, а мы ***не можем*** ***произнести*** *это имя».*

Помимо группы трюизмов с использованием идеодинамических процессов. М.Эриксон и Э.Росси описывают также:

Трюизмы с использованием времени

«Раньше или позже *ваша рука поднимется (глаза закроются и т.д.)».*

«Ваша головная боль может ***теперь*** *пройти, как только ваше бессознательное будет готово дать ей пройти».*

«Ваш симптом может ***теперь*** *исчезнуть, как только ваше бессознательное поймет, что вы можете решать (такую-то) проблему более конструктивным образом».*

Есть ещё одна группа трюизмов, которую Эриксон и Росси не описывают, но которая на практике работает очень хорошо. Это то, что можно назвать псевдотрюизмом.

Псевдотрюизмы – подделка под трюизмы. Например:

«Как показали психологи…»

«Как показали исследования…»

«Наукой установлено, что…»

«Учёные установили, что…»

«Экспериментально показано, что…»

«Известно, что…»

«Всем известно, что…»

«Как правило…»

«Обычно…»

«Априори известно, что…»

«У Аристотеля об этом сказано следующее…»

Очень хорошо работает ссылка на закон. *«Закон транса заключается в том, что…»* и далее следует описание гипнотического феномена, который желательно вызвать.

Внушение отсутствием упоминания

Эта техника заключается в том, что берётся какой-то ограниченный набор объектов или явлений и перечисляются все – кроме одного, который тем самым выделяется. Это как бы контекстуальное внушение наоборот. В контекстуальном внушении выделение из контекста осуществляется за счет подчеркивания, а здесь - за счет того, что объект не упоминается.

Например, имеются цветные карандаши: жёлтый, зеленый, красный, синий, коричневый. Ребенку говорят:

«Ты можешь взять какой хочешь. Можешь взять жёлтый, можешь взять синий, можешь взять зелёный, можешь взять коричневый».

Много шансов за то, что он возьмет красный – потому что он выделен. Но выделен очень тонко, неявно.

Другой пример. М.Эриксон работает с женщиной, у которой есть сексуальная проблема. Он ей говорит: *«Я не знаю, когда у вас произойдет нормальный половой акт. Может быть, это произойдет в понедельник, может быть – в четверг, может быть, в воскресенье, или в субботу, или во вторник. Хотя мне кажется, что самый подходящий день – пятница. Хотя это может быть и воскресенье. Или вторник. Или суббота. Или четверг. Или понедельник. Но все же пятница подходит больше всего. Но это может произойти и во вторник. Или в субботу. Или в понедельник. Или в воскресенье. Или в четверг. Но я решительно настаиваю на пятнице».*

Здесь использовано два приема. Один – внушение отсутствием упоминания: не упомянута и тем самым выделена среда. Второй – терапевт провоцирует сопротивление – «вызывает огонь на себя». В четверг пациентка звонит ему и с торжеством сообщает:

-       Доктор, вы ошиблись. Это произошло в среду!

Внушение, связанное со временем

Делается внушение и говорится, что эффект почувствуется позже – без уточнения.

Даже если клиент не принимает это внушение сейчас, у него сохраняется возможность принять его позже. Например:

«Это воспоминание может прийти сейчас или несколько позже…»

«Это придёт, когда вы будете к этому готовы…»

Очень практичная форма внушения, связанного со временем – выражение «по мере того, как проходит время».

«По мере того, как проходит время, вы можете начать ощущать комфорт…»

Аллюзия (намек)

Это форма косвенного внушения, которая широко используется в быту. Клиенту намекают на то поведение (или тот гипнотический феномен), которое хотят вызвать.

Намекающим может быть слово, намекающей может быть фраза, намекающей может быть история. Приведём пример.

Эриксон работает с женщиной, у которой есть сексуальные проблемы. Она жесткая, ригидная, у нее ровный прямой пробор через всю голову. Перед началом очередного сеанса он ей говорит: *«Во время этого сеанса я неожиданно для вас скажу фразу, которую вы не поймёте. Когда я скажу фразу, которую вы не поймёте, вы встанете и выйдете из комнаты. На этом сегодняшний сеанс будет закончен».*

И в какой-то момент сеанса он неожиданно говорит: *«Я думаю, что вам нужна расчёска с одним зубом».*

Инвертированное внушение

«Инвертированное» означает «перевернутое». Оно используется с клиентами, у которых есть тенденция противоречить тому, что от них требуют – так называемые «полярные ответчики».

«Не думаю, что вы сможете расслабиться».

«Вряд ли у вас получится войти в транс».

Невербальное внушение

Невербальное внушение – это внушение, которое не произносится вслух. К невербальным внушениям относится каталепсия. Реиндукцию каталепсией тоже можно рассматривать как невербальное внушение – терапевт ничего не говорит, просто поднимает руку клиента…

Каждая хозяйка умеет пользоваться невербальным внушением. Если гости засиделись, а им уже пора уходить, она с милой улыбкой начинает убирать со стола. Это – невербальное внушение.

В основе этой техники лежит знаменитое «пантомимическое наведение» Эриксона. В одной из больниц, ему в качестве испытуемой предоставили медсестру-мексиканку, которая не знала ни слова по-английски. Эриксон по-испански тоже не разговаривал. Они вышли на сцену навстречу друг другу, сблизились, пожали руки; Эриксон слегка приподнял её руку и медленно отпустил. Рука осталась висеть в воздухе. Эриксон поднял свою руку, ущипнул её, с удивлением на неё посмотрел, показав, что ему не больно; ущипнул за руку медсестру – ей тоже было не больно. У нее развилась гипнотическая анестезия.

Итак, рассмотрены почти все косвенные внушения за исключением метафоры, которой, в связи с её особой важностью, посвящается отдельная глава.

4.4. Открытые внушения

Общая характеристика открытых внушений заключается в следующем: говорится, что что-то произойдет, но не уточняется, что именно.

В эту группу внушений входит три подгруппы.

Мобилизующее внушение

Предлагаются неопределенные мобилизующие рамки, активизирующие работу бессознательного:

«Использование ваших бессознательных ресурсов позволит... разрешить... эту задачу...».

«Ваше бессознательное может гармонизировать... всё то, что должно быть гармонизировано».

Ограниченное открытое внушение

В отличие от мобилизующего внушения указывается определенная область, но в пределах этой области выбор оставляется за клиентом (вернее – за его бессознательным). Ограниченные открытые внушения часто одновременно являются трюизмами.

«Организм обладает различными возможностями самоисцеления».

Указана область – самоисцеление; выбор способа самоисцеления остаётся за бессознательным.

«Есть разные способы вовремя оказаться в нужном месте».

«Многие пути ведут к цели».

«Изучать иностранный язык можно по-разному».

Внушение, охватывающее все возможности класса

Техника заключается в том, что берётся какой-то ограниченный набор объектов или явлений, и они перечисляются все; выбор оставляется за бессознательным клиента.

«Как будет снижаться вес? Может быть, вы будете меньше есть... Может быть, вы займётесь спортом... Может быть, вам перестанут нравиться одни блюда и начнут нравиться другие... Может быть, вы перестанете есть на ночь... Может быть, вы измените способ приготовления или способ употребления пищи... или что-нибудь другое (на тот случай, если охвачены не все возможности)».

Выше говорилось о том, что когда терапевт получает с помощью идеомоторного сигналинга вытесненную информацию, было бы большой ошибкой выдать её клиенту на уровне сознания. Лучше предоставить это бессознательному. Здесь можно использовать внушение, охватывающее все возможности класса, например:

«Я не знаю, захочет ли бессознательное передать эту информацию сознанию, и когда и как оно может это сделать. Может быть, это придёт целиком и сразу, как озарение… Может быть, это будет приходить постепенно и по частям, как постепенно заполняется пазл, и только когда последний элемент встаёт на место, становится понятной вся картина… Или вы будете идти по улице и что-то увидите, или услышите, или почувствуете запах, и потянется цепочка ассоциаций… или вы увидите сон, и забудете его… а потом вспомните… или что-нибудь другое».

Этот вид косвенного внушения даёт возможность разрешать такие ситуации, когда феномен, который пытается вызвать терапевт, не возникает. Например, выполняется наведение левитацией руки (см. «Левитация руки»). Внушается ощущение лёгкости в руке, но оно не возникает. Тогда делается внушение, охватывающее все возможности класса:

«Впрочем, это может быть и не ощущение лёгкости, а наоборот, ощущение тяжести, или тепла, или прохлады, или вибрации, или покалывания, или какое-нибудь другое (на всякий случай, если перечислили не все варианты). Это неважно. Единственное, что важно – это просто чувствовать то, что вы чувствуете».

И – переход на другую технику.

ГЛАВА 5. МЕТАФОРА

5.1. Природа метафоры

Метафора представляет собой вид косвенного внушения. Мы уделяем ей особое внимание ввиду её важности в эриксоновском гипнозе. Метафора – слово, состоящее из двух греческих корней: «мета» и «форе». «Мета» означает «через», а «форе» - переносить. Т.е. метафора – средство переноса. Что же переносит метафора? Она переносит смыслы.

Метафора относится к косвенным внушениям; Она позволяет предложить клиенту идею в обход сознательного контроля. Человеку рассказывается история – и это история не про него и не про его проблему. Её можно спокойно слушать и не выставлять защиты. Метафора позволяет обойти сопротивление.

Но в этой истории есть смыслы, которые относятся к нему и к его проблеме. И эти смыслы запускают ассоциативные цепочки, и начинается внутренняя работа… и через какое-то время эта работа приведёт к результату: приходит решение, или человек начинает продвигаться в том направлении, которое раньше считал для себя невозможным или недоступным. Метафора позволяет подсказывать решения.

Очень важно то, что когда это решение приходит – оно приходит изнутри; это своё решение, а не навязанное кем-то извне. А своё принимается намного лучше, чем чужое.

Метафора всегда многозначна, в ней много смыслов; как правило, больше, чем в неё вкладывает терапевт. И клиент вычерпывает из неё те смыслы, которые ему сейчас необходимы.

Метафора должна обладать определёнными характеристиками. Она должна предлагать выход. Она не должна быть метафорой отчаяния, безысходности. В свое время Гёте опубликовал книгу «Страдания юного Вертера», после которой по Европе прокатилась волна самоубийств среди молодежи. Герой книги – юный Вертер – страдает и находит выход в самоубийстве. Это была метафора, образец: вот как надо поступать, когда тебе плохо.

М.Эриксон говорил: Гипноз – это инструмент, с помощью которого вы доводите до вашего пациента какую-то идею. Метафора рассказывается для того, чтобы довести до человека определенное «послание». Поэтому терапевт должен чётко представлять себе, какое именно послание он хочет довести до клиента.

Рассмотрим пример. Есть такая программа лечения от зависимостей – «12 шагов». И есть прекрасный американский фильм про эту программу – «28 дней». Алкоголики и наркоманы лечатся по этой программе 28 дней в закрытом центре. И вот – последний день; завтра выпуск. Последнее собрание. И кто-то задает консультанту вопрос:

-	А когда нам можно будет жить половой жизнью?

Ответ:

-	Заведите себе растение и животное. И год ухаживайте за ними. Если через год и растение, и животное будут живы, вот тогда можете подумать о том, чтобы жить с кем-нибудь.

Через некоторое время главная героиня заходит в зоомагазин и видит там такую картину. Один из тех, с кем она вместе лечилась, принёс засохший цветок и скандалит:

-	Вы мне продали больное растение! Оно погибло!

Продавец спрашивает:

-	Может быть, вы за ним плохо ухаживали?

-	Я? Я плохо ухаживал? Я везде носил его с собой! Я его ставил на стол, на подоконник, на холодильник! Я пел ему песни! Я читал ему стихи! Я его рисовал!!!

Продавец:

-	А вы его поливали?

Эта история несёт совершенно определённое послание. Заботиться о другом надо не так, как тебе хочется, а так, как нужно тому, о ком заботишься. Но одно дело, когда это объясняется на рациональном уровне, и другое – когда рассказывается история, когда растение погибло, потому что его не поливали. У рационального объяснения есть один существенный недостаток: оно слишком часто не приводит к реальному изменению. Метафора - особенно рассказанная в трансе – способствует реальному изменению.

Каков психологический механизм срабатывания метафоры? Выше говорилось о том, что язык бессознательного – это образы и символы. Рассказывая историю, терапевт как бы обращается к бессознательному клиента на его языке, говоря: «Вот что надо сделать». Ему предъявляется образец. А оно ищет в опыте такие средства – т.е. ресурсы – которые позволяют его реализовать в поведении. Так что в метафоре обязательно должно содержаться предложение. Но это не такое предложение, от которого нельзя отказаться, как в «Крёстном отце». От этих предложений можно отказаться. Как уже говорилось, любое внушение, и метафора в том числе, может быть не принято. И если оно не принято, ничего страшного не произошло – человек просто выслушал историю… соблюдён главный принцип – «не навреди».

Метафору желательно конструировать на материале, близком клиенту – очень часто это то, что связано с его профессией. И при этом следует учитывать его ресурсы – т.е. то, в чем он силён, что ему удаётся, что у него хорошо получается.

К терапевту обратились родственники одного мужчины. Он сломал ногу, ему положили гипс, нога выздоровела, гипс сняли, а он продолжает ходить на костылях – «бережёт» ногу. По профессии он автомеханик. В трансе ему была рассказана такая история: *«Один человек ездил на работу на машине. И вот однажды машина сломалась, а на работу ездить надо, и он стал запрягать в машину лошадь. Лошадь идёт и тащит машину. Долго, неудобно, но до работы он всё-таки добирался. И вот, наконец, машину починили, но он по привычке по-прежнему запрягает в неё лошадь. Долго, неудобно… и вот как-то раз он задумался о чём-то своём, пришёл в гараж, и сам не заметил, как сел в машину, включил зажигание, врубил передачу… и когда он опомнился, оказалось, что он уже едет. И с этого дня он нормально ездил на работу на машине».*

После этого сеанса клиент расстался с костылями.

Метафора – «долгоиграющий» инструмент. Она срабатывает через некоторое время – или не срабатывает вовсе.

Есть одна вещь, которую с метафорой не надо делать категорически – её не надо объяснять. Это ошибка, которую часто делают начинающие.

Рассказал метафору – и сомневается; а вдруг не дошло? И тогда он на всякий случай ещё и объясняет: «И я рассказал тебе это для того, чтобы ты понял, что…». Метафора просто рассказывается – и всё. Без всяких комментариев. Как, например, следующая история:

В одной стране был повелитель. Он был мудрым правителем, но он хотел ещё больше усовершенствовать своё искусство управления государством. Поэтому он повелел, чтобы к нему приводили лучших мастеров его страны; он хотел увидеть секреты их мастерства и использовать их в деле управления государством. И к нему приводили самых разных мастеров: кузнецов, плотников, садовников, золотых дел мастеров, гончаров… и он наблюдал за их работой и убеждался в том, что все их секреты ему уже известны. И так он просмотрел всех и с грустью понял, что учиться не у кого. И с печалью он бродил по своему дворцу, и так он забрёл в ту часть дворца, куда он раньше никогда не заходил – он забрёл на кухню. И там он увидел повара, который разделывал бычью тушу. И он застыл как зачарованный: никогда в жизни он не видел такого мастерства. Нож в руке повара порхал как бабочка, и части туши легко отделялись одна от другой. Из уважения к мастерству повара повелитель не стал ему мешать и дождался, пока он закончит свою работу. А затем он сказал ему:

- Твое мастерство велико! Поделись со мной тайнами своего мастерства, дабы я мог использовать их в управлении государством.

Повар обиделся. Он сказал:

- Где ты увидел мастерство? Нет у меня никакого мастерства! Мой путь – Дао! В этой туше есть пустоты – между костями, мышцами, сухожилиями… мой нож сам находит эти пустоты, а части туши сами отделяются одна от другой. Я работаю этим ножом двадцать лет, я не точил его ни разу, и он остёр, как прежде…

И повелитель склонился перед поваром в поклоне: он понял, как ему усовершенствовать управление государством.

5.2. Источники метафор

Метафоры берутся из разных источников.

1) Метафоры заимствуются – т.е. берутся уже готовые метафоры. Они заимствуются из разных источников. Это различные притчи; сейчас много сборников притч разных народов. Весь Новый Завет – это сборник притч. Иисус Христос был учителем, который учил притчами.

Это анекдоты. Анекдот – это замечательная литературная форма, краткая, отточенная; очень часто это готовая метафора. Надо только рассказывать анекдот не просто для того, чтобы рассмешить, а понимать, какое послание ты хочешь транслировать.

Это метафоры других терапевтов. Истории кочуют от терапевта к терапевту. Все рассказывают истории друг друга.

2) Метафоры берутся из своего опыта.

Когда понимаешь, что такое метафора и как она работает, проблема «Откуда брать метафоры» отпадает, потому что понимаешь, что всё – метафора. Всё, что ты видел, слышал, читал, всё, что происходило с тобой, с твоими родными, друзьями и знакомыми – это всё метафоры. Надо только подобрать подходящую – в зависимости от того, какое послание хочешь транслировать. Эриксон часто в качестве метафорических историй рассказывал истории из жизни своих детей.

Вспоминается история про одного нашего приятеля, который женат в четвёртый раз. Когда мы его спросили: - Ну как дела? Он ответил: - Да всё отлично. Только теперь-то я понимаю, что это можно было сделать и с первой...

3) Метафоры подсказываются клиентом.

Здесь есть два варианта.

3А) Метафора даётся клиентом.

Это – собственная метафора клиента. Люди и свои проблемы, и свои ресурсы выражает метафорически; надо только внимательно слушать. И тогда можно использовать их собственную метафору. «У меня голова – как чердак, заваленный всяким хламом». Значит, в трансе будем очищать от хлама чердак. «Голова болит так, словно её в тисках сжимают». В трансе будем раскручивать тиски. «Жизнь какая-то безрадостная. Словно источник радости пересох». В трансе будет оживать пересохший источник.

3Б) *Метафора подсказывается клиентом через «контакт бессознательных».*

«Контакт бессознательных» - очень интересный феномен, с которым сталкиваются все, кто работает с гипнозом. Терапевт общается с клиентом на уровне сознания; с уровня своего сознания он отправляет послания бессознательному клиента; но при этом их бессознательные также находятся в контакте. Бессознательное клиента словно бы «запрашивает» что-то у бессознательного терапевта. Постепенно терапевт обучается доверять своему «внутреннему голосу», тому, что иногда называют интуицией, тем идеям и образам, которые приходят словно бы ниоткуда и оказываются именно теми, которые нужны.

4. Метафоры конструируются.

Метафора составляется для конкретного клиента и под конкретную проблему.

5.3. Конструирование метафор

Есть такое мнение, что метафоре обучить невозможно, что это как божий дар – или он есть, или его нет. Это не так. И даже есть ряд попыток облегчить процесс конструирования метафор. К ним, в частности, относится предложенная О'Хэнлоном схема, которая называется «Класс проблем – класс решений».

Класс проблем – класс решений.

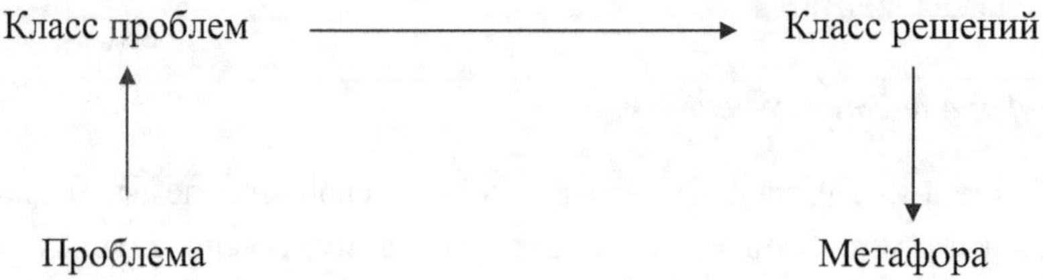

Схема расшифровывается следующим образом.

Имеется проблема. Она конкретна. Терапевт выходит на абстрактный уровень и задает себе вопрос: К какому предельно абстрактному классу проблем относится эта проблема? Определив предельно абстрактный класс проблем, он задаёт себе следующий вопрос: Для этого предельно абстрактного класса проблем, какой существует предельно абстрактный класс решений? Определив предельно абстрактный класс решений, терапевт возвращается на конкретный уровень и создаёт метафору.

Пример того, как это делал Эриксон.

 Эриксон работает с женщиной; проблема – фригидность.

Фригидность – половая холодность. На предельно абстрактном уровне – что-то не работает, потому что оно заморожено. Предельно абстрактное решение – разморозить. Метафора: в трансе Эриксон рассказывает женщине о том, как она размораживает свой холодильник.

Если ещё учесть, что по-английски холодильник – «фриджидер», т.е. это однокоренные слова, то он ей описывает дефригидизацию холодильника.

Рассмотрим ещё одну схему, помогающую в конструировании метафор.

<u>Проблема</u>	<u>Метафора</u>
Проблемная ситуация	Изоморфная ситуация
	Стратегия решения
Желаемая ситуация	Счастливое разрешение

У клиента есть проблемная ситуация. Он хочет из неё попасть в другую – желаемую – ситуацию, но не знает как. В метафоре описывается изоморфная ситуация. Изоморфная ситуация - это описание проблемы клиента на другом материале. Структура проблемы сохраняется, но она отображается на другом материале. Т.о., изоморфная ситуация соответствует проблемной ситуации клиента.

«Желаемой ситуации» клиента соответствует «счастливое разрешение» изоморфной ситуации.

Но в метафоре должен быть ещё один важнейший, ключевой элемент, который отсутствует у клиента – «стратегия решения». Клиент не может попасть из проблемной ситуации в желаемую именно потому, что он не знает, как это сделать. Терапевт должен предложить ему способ – стратегию решения. Это очень важно.

Рассмотрим пример. У руководителя отдела в одной организации есть проблема: подчинённые обращаются к нему с задачами, которые они должны решать сами, и он фактически выполняет за них их работу. Кроме того, его постоянно отвлекают от работы звонки на мобильник. Каждый вечер он составляет план на следующий день, каждый день этот план не выполняется, и всё это очень его нервирует. В трансе ему была рассказана следующая история:

Изоморфная ситуация: *«Плывёт по морю корабль. На корабле есть команда, и есть капитан. У капитана есть свои обязанности: он должен проложить **правильный** курс и привести корабль в **надёжную** гавань. И у капитана есть переговорная труба, которая соединяет его со всеми членами экипажа. Только капитан собрался сверить курс, как оживает переговорная труба. Это говорит кочегар из кочегарки: «Капитан, уголь слишком быстро прогорает. Не успеваю его забрасывать в топку». Капитан спускается в кочегарку, засучивает рукава, берёт совковую лопату и помогает кочегару. И с топкой всё в порядке, только корабль слегка отклонился от курса.*

Капитан поднимается на мостик; только он собрался сверить курс, как оживает переговорная труба; это говорит стюард из ресторана: «Капитан, пассажиров слишком много, я не успеваю всех обслужить». Капитан спускается в ресторан, надевает белую куртку и начинает помогать стюарду. И все пассажиры обслужены, только корабль сильно отклонился от курса.

Капитан поднимается на мостик; только он собрался сверить курс, как оживает переговорная труба; это говорит палубный матрос: «Капитан, палуба слишком большая. Я не успеваю её вымыть». Капитан спускается на палубу, берёт швабру и начинает помогать матросу. И палуба чистая, только корабль плывёт неизвестно куда...

Стратегия решения: *И так капитану это всё надоело, что он решил внести изменения в конструкцию переговорной трубы. Отныне только он мог ко всем обращаться, а к нему обращались лишь с его разрешения.*

Счастливое разрешение: *И он обнаружил, что когда ставишь подчинённым конкретную задачу, и определяешь сроки её выполнения, и* *вовремя контролируешь, они **прекрасно** справляются со своими обязанностями. И, кроме того, он с удивлением обнаружил, что члены команды стали его больше уважать, потому что они поняли, что у них наконец-то есть капитан, который проложит курс и приведёт корабль в **надёжную** гавань...».*

В результате клиент изменил стиль руководства, стал периодически отключать мобильник, и у него появилось время для решения собственных задач и выполнения своих прямых обязанностей.

5.4. Метафорическое сопровождение процесса

Метафора может быть использована для того, чтобы облегчить возникновение какого-нибудь гипнотического феномена. Мы называем это метафорическим сопровождением процесса.

Так, плавание часто используется как метафора транса. (При этом нелишне убедиться, что человек умеет плавать).

Например:

*«Мы все когда-то учились плавать. Сначала всё пытаешься контролировать: положение тела, движения, положение рук, положение ног. Но получается не очень **хорошо**. А потом внезапно, в какой-то момент, ты ощущаешь силу, которая **поддерживает**... и можно **расслабиться**... и **отпустить** контроль... и приходит понимание того, что, отказавшись от контроля, ты парадоксальным образом **обретаешь большую свободу**... и можешь двигаться... в нужном тебе направлении... а если что-то привлекает в глубине... можно **погрузиться глубже**... и **исследовать**... и делать то, что тебе интересно... то, что тебе хочется...».*

При постановке каталепсии руки (см. «Каталепсия руки»), часто рука быстро и хорошо фиксируется. А иногда – не фиксируется. В этих случаях часто помогает метафора.

*«Все мы когда-то в детстве учились кататься на велосипеде... и был кто-то рядом... кто поддерживал... взрослый... или старший товарищ... или просто приятель... и он поддерживал... и помогал **сохранять равновесие**... а потом в какой-то момент на мгновение отпускал... (на мгновение отпустить руку и сразу подхватить)...и снова поддерживал... а какая-то часть тебя самого... твой внутренний разум... твоё*

*бессознательное… обучалось **сохранять равновесие**… а потом он снова отпускает… (отпустить и подхватить руку)… а ты этого не замечаешь… и снова поддерживает… **и твоё бессознательное еще лучше обучается сохранять равновесие**… а потом он снова отпускает… (отпустить руку)… а ты этого не замечаешь… ты все ещё думаешь, что тебя поддерживают… а на самом деле бессознательное уже **обучилось**… и **поддерживает равновесие** самостоятельно… и можно продолжать… и позволить глазам закрыться… и войти ещё **глубже**… в это **приятное и комфортное** состояние… и забыть про руку… так, словно она к тебе не присоединена… словно она существует сама по себе… словно ты не очень хорошо знаешь, где она находится в пространстве…*

И когда ты научишься чему-то важному для себя… рука сможет опуститься… совершенно самостоятельно… искренним бессознательным движением… в своем собственном темпе…».

5.5. Тематические метафоры

Приведём несколько примеров метафор для часто встречающихся проблем**.**

Страх смерти

Это может быть страх своей смерти, смерти близких или вообще экзистенциальный страх перед смертью. Смерть есть непреложный факт жизни (или наоборот). Все в конце концов умрут, и всем это хорошо известно. Изменить это невозможно. Но почему-то одни люди живут, не очень задумываясь об этом, радуются жизни, ставят цели и достигают их, а у других страх смерти блокирует деятельность. Видимо, всё дело в отношении к этому факту. Следовательно, надо попытаться изменить отношение – осуществить рефрейминг.

«Личинки»

В одном пруду на стеблях трав жили личинки. Там было хорошо, тепло, сытно. Но время от времени одна из личинок начинала ощущать неодолимую тягу. Её отрывало от родного стебелька, она поднималась вверх, пробивала небесный свод и исчезала навсегда. И никто никогда не возвращался.

На одном стебельке жили вместе три личинки – три закадычные подружки. И они дали друг другу клятву: та, которая уйдет первой, вернется и расскажет – как там, за небесным сводом.

И вот наступило время, когда одна из личинок ощутила неодолимую тягу. Её потянуло вверх, она оторвалась от родного стебелька и начала подниматься к небесному своду.

- Помни, ты обещала! – кричали ей подружки.

- Я помню! Я обязательно вернусь и расскажу, - отвечала она.

И вот она пробила небесный свод... и взмахнула крыльями... и взлетела... и оказалась стрекозой... большой, красивой, сильной... и она оказалась в чудесном мире, где было много света, много тепла, много еды...

И сквозь прозрачную гладь пруда она видела свой родной стебелёк, и своих подружек... и она очень хотела, как и обещала, вернуться и рассказать – как тут хорошо.

...

Но – не могла.

Перфекционизм

Перфекционизм – стремление к недостижимому совершенству. Это – часто встречающаяся проблема. Человек ставит себе заведомо недостижимую цель, завышает планку – и, естественно, не имеет успеха. Очень ясно это бывает видно на примере иностранного языка. Человек учит язык много лет, а говорить не может – потому что неправильно он себе говорить не позволяет, а правильно – не в состоянии. Решение этой проблемы известно: снизить планку. Не ставь планку на два двадцать – не сможешь ты на столько прыгнуть, ты можешь прыгнуть только на 80 сантиметров. Поставь планку на 60 – и будешь иметь успех. А потом будешь её постепенно поднимать.

В средние века жил в Японии мастер-гончар, который делал на продажу посуду: тарелки, вазы, кувшины… он лепил их из глины, обжигал и вёз на базар – продавать. И вот он делал сосуд совершенной формы; но перед тем как поставить его в печь для обжига, он надавливал сбоку пальцем и делал на стенке сосуда вмятину. И когда его спрашивали, почему он это делает, он отвечал: «Потому что это вещь, которую один человек делает для другого, а человек несовершенен, и поэтому он не должен делать совершенные вещи. А совершенен только Господь Бог, который сотворил человека, и он сотворил его несовершенным, и, наверное, тем самым дал ему право делать несовершенные вещи…».

Сексуальные проблемы.

Сексуальные проблемы встречаются часто. Мы приведём чудесную метафору, опубликованную во французском журнале эриксоновской гипнотерапии «Феникс».

«Интимность в сеансе гипноза»

Жоэль Миньо. «Феникс». Июнь 1989, С.27-29.

Удовольствие…

Может быть, вам захочется сейчас отдаться удовольствию…

Вам нет необходимости ни двигаться, ни говорить, ни даже слушать меня. Вы просто отправитесь внутрь себя самого, может быть для того, чтобы найти удовольствие открытия, может быть, вы найдете также Южный Ветер…

В одной культуре, очень похожей на нашу, культуре американских индейцев, Аниш На Бе, мужчина, хотел стать эротичным мужчиной, любовником, мастером любви. Он задал себе вопрос, поразмыслил и приступил к действию.

Мы проследим глазами сердца его блуждания, его открытия и его сообщничество с ветром. С южным ветром, это тот ветер, который наши метеорологи зовут «шинук», и который пролетает над западными равнинами Канады, чтобы быстро обогреть область Великого Севера.

Позволим унести себя и обогреть Южным Ветром.

Южный Ветер, это ветер, который приходит из самых глубин горизонта, он приходит нежно, затем постепенно его сила нарастает и сметает всё на своем пути.

Это тёплый ветер, пронизывающий и нежный одновременно, который проходит сквозь листву деревьев, который гладит волосы, который колышет поля пшеницы.

Это ветер чувственности, это ветер, который несет любовь, любовь тел, любовь сердец.

Аниш На Бе опасался южного ветра. «Сколько раз нежным дыханием Южный Ветер легко касался её ног цвета табачных листьев, опаленных солнцем. Сколько раз он скользил по бёдрам Шквисс и терялся в самых интимных местечках».

Шквисс, прекрасная индианка, с гармоничными формами, с кожей цвета карамели, Шквисс с гладкими волосами эбеновой черноты, Шквисс, от которой исходит запах спелой пшеницы при дуновении Южного Ветра.

В этот весенний день Аниш На Бе погрузился в своё сердце. Преисполненный любовного огня и желания к своей красавице, он попытался своей силой и своей мужественностью заставить её забыть соблазнительную власть Южного Ветра.

Потому что Шквисс любила Южный Ветер. Она любила отдаться его ласкам с множеством интимных ощущений, которые мог ей предоставить южный Ветер. Этой огромной чувственности, всем этим интенсивным вибрациям в своем воспринимающем, открытом теле. Шквисс любила, когда её нежно, медленно ласкал Южный Ветер. Она могла оставаться так часами, просто принимая ласки, чувствуя всей своей женственностью, всей своей душой благостность Южного Ветра.

Тогда Аниш На Бе стал наблюдать за Южным Ветром, и в один прекрасный день он понял. Он занял место Южного Ветра, и стал подражать ему. Он долго ласкал Шквисс, не торопясь, следуя за каждой из её форм, переходя от самых открытых мест её тела к самым тайным, самым скрытым, пользуясь изгибами её благоуханных впадин, открывая все сокровища тела Шквисс.

Долго, медленно Аниш На Бе учился быть Южным Ветром.

Так он открыл искусство ласки и любви.

Так он открыл вместе со Шквисс страсть тел, и смог прочесть в глазах Шквисс чистое счастье...

Он понял, чем был Южный ветер...

Южный Ветер, это была ласка...

5.6. Метафорическая сказка

Часто в качестве терапевтической метафоры используются сказки. Можно использовать готовые сказки; главное – понимать, какое послание хочешь транслировать. Так, например, «Гадкий утенок» - готовая метафора для подростка с трудным взрослением.

Английский гипнотерапевт Питер Хоукинс любит своим клиентам на первом сеансе рассказать сказку «Волшебник изумрудного города» (естественно, в сокращенном виде). Он им рассказывает сказку о том, как девочка Элли была заброшена далеко от родного дома. И она отправилась в изумрудный город к волшебнику Гудвину, чтобы он вернул ее домой. И по пути она обзавелась друзьями, которые тоже шли к волшебнику. Соломенное чучело Страшила хотел получить мозги, трусливый лев хотел получить мужество, железный дровосек хотел получить настоящее сердце. Но когда они пришли к волшебнику, он не стал сразу исполнять их желания... он стал им давать задания, и не всегда эти задания были **легкими** и **простыми**... и выполняя эти задания, Страшила обнаружил, что у него есть мудрые мозги, лев обнаружил в себе мужество, железный дровосек обнаружил, что у него есть любящее сердце, а девочка Элли вернулась домой...

При этом транслируется следующее послание: не думай, что я просто дам тебе то, что тебе нужно. Я буду давать тебе задания, ты будешь их выполнять, и, выполняя эти задания, ты обнаружишь в себе то, что тебе нужно, то, зачем ты пришел.

Т.о. с помощью сказки у клиентов создаются определенные установки.

Часто терапевтические сказки пишутся специально. Есть сказки, написанные для конкретного клиента и конкретной проблемы, а есть сказки «широкого профиля» которые могут использоваться с разными клиентами при определённых группах проблем. Французский гипнотерапевт Шарль Жуслен - мастер терапевтической сказки. Однажды он совершил традиционное эриксонианское паломничество в город Феникс, где жил доктор Милтон Эриксон. В Фениксе есть гора – пик Скво. И Эриксон часто отправлял туда своих пациентов. Он говорил им: «На рассвете вы подниметесь на пик Скво и узнаете что-то важное для себя».

Шарль Жуслен совершил ритуальное восхождение на пик Скво, и, спустившись вниз, написал терапевтическую сказку, которая так и называется - «Пик Скво».

Сказки Шарля Жуслена печатаются с разрешения автора.

«Пик Скво»

Однажды были две страны – восточная и западная. И между ними находилась высокая гора – пик Скво. И жители западной страны никогда не видели, как восходит солнце, потому что до полудня оно было скрыто вершиной пика Скво. А жители восточной страны никогда не видели, как заходит солнце, потому что после полудня оно скрывалось за вершиной пика Скво. И вот одна девушка из западной страны решила увидеть, как восходит солнце, и для этого она стала подниматься на пик Скво со своей стороны. А в то же самое время один юноша из восточной страны решил увидеть, как заходит солнце, и он начал подниматься на пик Скво со своей стороны. И на середине пути они встретились и хотели поговорить, но не смогли, потому что они говорили на разных языках. И они продолжили подъём – каждый со своей стороны.

И на вершине они встретились вновь. И девушка впервые в своей жизни увидела, как восходит солнце. И когда в полдень солнце поднялось над вершиной пика Скво, она легла и уснула. Но юноша не спал, он дождался вечера, и впервые в жизни он увидел, как заходит солнце. А потом он тоже лёг и уснул. И они проспали всю ночь, а когда утром они проснулись, оказалось, что они понимают друг друга, так как говорят на одном языке. И они поговорили, а затем спустились вниз, к своим делам. Когда спускаешься с пика Скво, что-то меняется...

Ясно, какая проблема прорабатывается – проблема отношений.

Приведём ещё одну терапевтическую сказку Шарля Жуслена. Она не требует комментариев – в ней всё узнаваемо.

«Филомела»

Давным-давно у короля Афин было две дочери, которых звали Филомела и Прокна.

Прокна была замужем, а Филомела жила с отцом.

У Филомелы был огромный недостаток: она уже много лет не говорила и всё это время была очень грустной. Король очень переживал за свою дочь, и не знал, то ли она не говорила потому, что была грустной, то ли была грустной потому, что не говорила.

*Отец Филомелы делал всё, что мог, для того, чтобы она ни в чём не знала нужды. Более того, он постоянно требовал от всех, кто приходил к нему во дворец, чтобы они говорили с Филомелой **мягко... и спокойно...** он тратил без счета для того, чтобы её жизнь была **приятной...** и очень **комфортной...** всё, что окружало его дочь, должно было быть **спокойным... и мягким...***

Но, несмотря на все эти усилия, Филомела оставалась грустной и никогда не улыбалась.

Король Афин приглашал всех врачей, всех целителей, всех магов, всех философов, всех ученых своей страны, чтобы они нашли то, что может вернуть улыбку его дочери. Но никто и ничто не могли вернуть Филомеле её улыбку. Она была всё такой же грустной и уже очень давно занимала свои дни тем, что ткала. Она ткала очень хорошо, ткала целыми днями, и ковёр уже был очень большим и очень длинным. Конечно, она таким образом выражала себя, но никто не мог понять, что она ткёт. В её ковре было много разных красок, но кто бы ни смотрел на него, не видел ничего определённого. По-видимому, смотреть так, как смотрят обычно, было недостаточно. Это было так, словно видишь не глядя, или словно глядишь, не видя. Так что глядеть или видеть не всегда достаточно.

Однажды к королю пришел чужестранец, который прибыл с другого континента, до которого надо было плыть несколько месяцев. Король представил ему свою дочь Филомелу и объяснил, как он объяснял это уже очень давно всем своим посетителям, какое великое горе постигло его семью. Этот чужестранец попытался расшифровать ковёр Филомелы, но не смог, как и все его предшественники. Тем не менее, он объяснил королю Афин, что он знает кое-кого, кто, возможно, мог бы ей помочь. На юге его далёкой страны жил знаменитый врач, который лечил своих пациентов словом.

С помощью определённого языка он исцелял множество несчастий. И если он использовал слова, то он знал, какие слова использовать, когда он их использовал.

Обладая огромным даром наблюдения и понимания, он понимал слова, которые иногда ими не были, рисунки и жесты, которые иногда были словами без звука и речью без слов.

Его собственные слова обладали силой, которой не могли достичь все языки, состоящие из слов.

Его слова, приносившие изменение, иногда были всего лишь тишиной между словами. Он исцелял словом, которое иногда было всего лишь языком.

Путник рассыпался в похвалах этому человеку, который, как феникс, возрождающийся из пепла, умел добиться позитивного изменения с помощью пустяка, который был всем.

Король решил, что его дочь должна встретиться с этим необычайным врачом. Несмотря на расстояние и трудности путешествия к этому отдаленному континенту, он добился того, что врач прибыл к нему во дворец в Афинах.

Этот человек, который ходил с трудом, склонился, как и все его предшественники, над ковром Филомелы.

После долгого изучения, во время которого он, кажется, что-то различал в океане красок, разлитом на ковре, он стал выглядеть уверенно и попросил, чтобы ему принесли стул.

Сев рядом с Филомелой, он слегка приподнял ей руку, и, вместо того, чтобы говорить с ней, он начал свистеть, подражая песне соловья.

Морщинки грусти постепенно исчезли с лица Филомелы, и она улыбнулась.

На глаза короля навернулись слезы: он так давно не видел, чтобы она улыбалась.

-   Какая радость для меня и для нее! – воскликнул король.

- Доктор! Что произошло? Что вы увидели? Почему песня соловья? – продолжал король, который, казалось, оживал почти одновременно с тем, как оживала его дочь.

Единственным ответом врача была песня соловья, которая словно бы опустилась на руку Филомелы, парившую над ковром, и которая сопровождала ее.

Некоторое время спустя врач согласился дать объяснения.

-   Филомела – дальтоник, и путает красный и зелёный цвета. Её ковер может понять только дальтоник. Я сам дальтоник, и поэтому я смог увидеть то, что изображено в её работе.

Здесь изображен человек из вашего окружения, который нападает на неё и лишает её языка, но боги спасают её, превращая её в соловья.

Будем же доверять песне соловья, которая адресуется к части её самой и приносит ей то облегчение, которого она желает.

5.7. Метафора раннего научения

В эриксоновском гипнозе есть два класса метафор, которые годятся абсолютно для всех симптомов и проблем. Один из них – метафора раннего научения. Эриксон и Росси обозначают эту группу техник как *"early learning set"* – совокупность раннего научения.

Когда мы обсуждали тему ресурсов, мы говорили о том, что ресурсы нарабатываются самим человеком в процессе его жизнедеятельности, в процессе его обучения.

Есть такие виды обучения, которые проходили абсолютно все: так называемое раннее обучение. Это обучение прямохождению, человеческой речи, чтению, письму. Этот опыт успешного обучения можно активизировать и использовать.

Сеанс с использованием метафоры раннего научения

Вы можете выбрать точку, на которую вам удобно смотреть?

Продолжая смотреть на эту точку, отмечайте те изменения, которые могут происходить сами по себе...

*Могут изменяться размеры точки... или её цвет... или расстояние до неё... вокруг точки может появляться светящийся ореол... периферия точки зрения может затягиваться чем-то вроде тумана... словно сморишь в длинную трубу.. и сейчас у вас на сетчатке есть отпечаток этой точки... и когда **глаза закрываются**... этот отпечаток сохраняется.. и изменения продолжаются... и они нарастают.. все быстрей и быстрей... и очень быстро уводят вас... в эту волшебную страну грёз... в которой образы приходят сами по себе... и вы просто позволяете происходить тому, что происходит само по себе...*

И сейчас нет необходимости слушать то, что я говорю... потому что меня слышит ваше бессознательное... и из всего того, что я говорю... оно может отобрать и использовать... то, что необходимо... и забыть и отбросить всё остальное...

*И когда-то ты был совсем маленьким мальчиком (девочкой)... и не умел ходить... а потом научился... и ты делал свои первые шаги... и наверное, не всё получалось **легко**... и не всё было **правильно**...но рядом были люди... которые поддерживали... и одобряли... и обращали внимание только на то, что **правильно**... и радовались каждому **удачному** шагу... и ошибки ушли... растаяли... облетели, как облетают осенние листья... и осталось и закрепилось то, что **хорошо**... то, что **правильно**... и ты научился ходить... и бессознательное взяло управление на себя...*

*И точно так же когда-то ты не умел говорить... и лепетал свои первые звуки, первые слоги, первые слова... и наверное, не всё получалось **легко**... и не всё было **правильно**...но рядом были люди... которые поддерживали... и одобряли... и обращали внимание только на то, что **правильно**... и радовались каждому **удачному** слову... и ошибки ушли... растаяли... облетели, как облетают осенние листья... и осталось и закрепилось то, что **хорошо**... то, что **правильно**... и ты научился говорить... и бессознательное взяло управление на себя...*

И когда-то ты учился писать... и надо было выводить палочки, кружочки, крючочки... и надо было соединять их, чтобы получились буквы... и надо было научиться различать буквы строчные и прописные... письменные и печатные... и надо было научиться различать похожие буквы, такие как «ш» и «щ». И надо было запомнить, в какую сторону повернут хвостик у «б», и в какую – петелька у «в» и у «д». И постепенно у тебя сложились внутренние образы букв... и внутренние образы слогов... и внутренние образы слов... и много других внутренних образов... и бессознательное взяло управление на себя... и сейчас можно погрузиться в свои внутренние образы...

И я не знаю, в какой руке первой может начать возникать ощущение лёгкости... может быть, в правой... может быть, в левой... или в обеих сразу... или наоборот...

И по мере того, как рука становится все легче и легче... она начинает медленно подниматься... сама по себе...

И в то время как рука поднимается... твоё бессознательное... может определить... оптимальные пути и способы использования этих ресурсов... применительно к нынешним и будущим ситуациям твоей жизни... в полном соответствии с твоими истинными интересами и потребностями... и целостной структурой твоей личности... и активизировать эти ресурсы... в соответствии с этими путями и способами...

И когда оно это сделает... рука может начать опускаться... медленно... искренним бессознательным движением...

И по мере того как рука опускается... ты можешь возвращаться... в своем собственном темпе...

И когда рука опустится полностью... можно будет сделать глубокий вдох... и чуть-чуть потянуться... и открыть глаза... и вернуться, полностью присутствующим, здесь и сейчас.

В сеансе использовано наведение фиксацией взгляда (см. «Наведение и углубление транса») и левитация руки (см. «Левитация руки»). Абзац про обучение письму – почти дословная цитата из М.Эриксона, с поправкой на русский алфавит.

5.8. Метафора изменения

Второй класс метафор, подходящих для всех симптомов и проблем – это т.н. метафоры изменения.

П.Вацлавик пишет о двух представлениях о причинности, существующих в науке. Первое – это представление о линейной причинности, которое пришло из классического естествознания девятнадцатого столетия, если быть более точным – из физики.

В прошлом была причина, которая породила следствие. Если следствие – это проблема или симптом, и оно нас не устраивает, единственное, что можно сделать в этой логике – это вернуться во времени назад, обнаружить причину и что-то с ней сделать. В такой логике работает психоанализ.

В кибернетике возникло представление о «циркулярной» (т.е. круговой) причинности:

Была причина, которая породила следствие. Которое подкрепило причину. Которая усилила следствие. Которое ещё больше закрепило причину… и так далее. В кибернетике это называется положительной обратной связью. Положительная – не в том смысле, что она хорошая, а в том смысле, что идет эффект взаимного подкрепления и закрепления.

Если следствие – это симптом или проблема, то получаем то, что в обыденной речи называется «порочный круг».

Если следствие нас не устраивает, то надо разорвать порочный круг. А разрывать его можно в разных местах. Неважно где.

Отсюда следует очень важный вывод: не обязательно знать причину симптома или проблемы для того, чтобы эффективно с ней работать.

А что значит «разорвать порочный круг»? Это значит – ввести изменение.

Эриксон говорил: «Изменение работает по механизму снежного кома». Маленькое изменение начинает раскручиваться и влечет за собой большое, и болезненный, патологический паттерн разваливается.

В детстве М. Эриксон из-за своей дислексии никак не мог правильно произнести английское слово "government" – «правительство». У него всё время получалось "govement".

Молодая учительница – мисс Уолш – применила необычный способ. У них в классе был ученик с фамилией La Verne. Учительница попросила Милтона написать на доске govLaVernement. Он написал. Предложила прочитать – он прочитал.

- А теперь, сказала учительница, - убери лишнее La.

И Милтон прочитал трудное слово.

Много позже он говорил:

«Этой молодой учительнице, мисс Уолш, я обязан одной из своих основных техник: вводить в патологический паттерн неадекватный элемент, который взрывает его изнутри».

Решение любой проблемы, избавление от любого симптома предполагает изменение. Основная задача терапевтической работы заключается в том, чтобы помочь человеку осуществить изменение. Это можно сделать либо с помощью терапевтического предписания, либо с помощью метафоры изменения.

Метафора изменения - это описание любого процесса, включающего в себя изменение. Это может быть природный процесс, это могут быть изменения в науке, технике, медицине и т.д.

Как работает метафора изменения? Выше говорилось о том, что метафора – это как бы образец для бессознательного; на его языке – языке образов и символов – ему говорят: «Вот что надо сделать». Предъявляя метафору изменения, бессознательному как бы говорят: «Надо осуществить изменение». Какое изменение? Где и в чем? За счёт каких ресурсов? Ему лучше знать. Такое и там, какое и где это сейчас необходимо для того, чтобы проблема была решена.

Есть несколько общеизвестных и общеупотребительных метафор изменения. Например – рост дерева.

«Дерево»

Однажды маленькое семечко попало в землю, набухло и проросло. И у него появился корешок, который устремился вниз, и росток, который устремился вверх. И корешок ветвился, разрастался, укреплялся в земле, и извлекал из земли всё необходимое для роста и развития. А росток пророс, и превратился в стебель, затем в ствол, и на нем выросли ветки, а на ветках листья, и листья извлекали из воздуха, из света, из воды всё необходимое для роста и развития. И сок корней питает рост ствола, ветвей и листьев, а сок листьев питает рост ветвей, ствола и корней. И всё это тихо, гармонично, в полном соответствии с законами природы.

И дерево растёт, в окружении других деревьев, более высоких, чем оно... и постепенно оно сравнялось в росте со многими из них и даже стало выше некоторых из них...

*И летом дерево покрыто свежей зелёной листвой, а потом приходит осень... изменяются цвета, краски, оттенки... и листья начинают опадать... и иногда бывает так **спокойно**... видеть, как кружится в воздухе и ложится на землю осенний лист...*

И приходит поздняя осень... и опадают все листья...

*И может быть иногда дереву бывает грустно или одиноко... И приходит зима... и выпадает снег... и укрывает ветви дерева... и может показаться, что дерево **спит... глубоким сном...***

Но приходит весна... и вновь пригревает солнце... и тает снег... и распускаются почки... и дерево вновь покрывается свежей зелёной листвой... и оно стало старше на один год. И оно стало ещё сильнее, ещё увереннее... и оно ещё крепче стоит на своих собственных ногах...

Классический пример изменения - превращение гусеницы в бабочку.

«Бабочка»

Однажды жила-была гусеница, которая изо дня в день делала одно и то же, одно и то же... но в один прекрасный день, ведомая каким-то неясным внутренним побуждением, она начала делать то, чего она никогда раньше не делала... она нашла подходящее место в развилке двух сучков, закрепилась, и начала выпускать из себя прочную нить и обматываться ею...

*И хотя она делала это впервые в жизни, она все делала **правильно**, ведомая каким-то внутренним инстинктом...*

*И когда она завершила эту работу, оказалось, что она создала вокруг себя кокон... надёжный... прочный... который защищает от внешних воздействий... и который позволяет в **тишине**... в **покое**... осуществиться тем внутренним **изменениям**... которые необходимы... в нужное время... в нужный срок...*

И когда время пришло... и необходимые изменения совершились... существо, скрывавшееся в коконе, ощутило потребность выйти на свободу... и оно стало стремиться... со всей силой своего намерения...

И вот лопнула одна ниточка кокона... затем вторая... и третья... и существо, скрывавшееся в коконе, вышло на свободу... и оказалось, что это бабочка... большая... красивая... сильная... которая живет долго... летает высоко и далеко... несёт в мир красоту и гармонию... и бабочка взмахнула крыльями... и полетела...

Приведём интересную модификацию метафоры «дерево», разработанную французским гипнотерапевтом Жилем Туреттом в ходе работы с трудным подростком. Метафора была создана как письмо терапевта своему подопечному; она ориентирована на типично подростковые проблемы: отделение от родительской семьи, столкновение с внешним миром, озабоченность свои внешним видом, эмоциональные переживания...

«История жёлудя»

Развернутая эпистолярная метафора для подростка, испытывающего трудности в переходный период.

Жиль Туретт. «Феникс», 1989, №4.

Знаешь ли ты историю жёлудя?

Жил-был жёлудь, прекрасный, твёрдый жёлудь. Гордо и отважно покинул он свое дерево. Лист, позолоченный осенью, служил ему троном.

Как лодка, колышущаяся на волне, лист, лежавший на траве, покачивался под дуновением ветра.

Он чувствовал себя королём желудей.

В дождь он раздулся. Его кожура натянулась и лопнула. Наполненный солнцем и водой, он не беспокоился об этом. Потом он почувствовал, что из него вырастает маленькая зелёная штучка. Она была зелёной, она была странной. Что ещё более странно, она росла вниз, к земле, а он помнил лишь о воздухе, свете и ветре.

Итак, жёлудь пророс.

Он взглянул на себя и увидел, что чем больше зелёная штучка росла книзу к земле, тем более некрасивым он становился. От его зелёной штучки отходили словно маленькие белые веточки, но и они росли вниз, к земле. Они углублялись в почву, им приходилось прокладывать себе дорогу, завоёвывать себе место посреди камней и песка. Какими противными были эти камни. Неподвижные... и твёрдые... и острые... они причиняли боль корням. Их невозможно было убрать. Он очень пожалел о своём дереве и своей ветке. И он испугался. Мир был недружелюбным, и жёстким, и враждебным. А он стал коричневым и совсем мягким. Он больше не узнавал себя. Он начал скручиваться внутри себя. И это было ужасно. До того дня, когда он нашел себе развлечение. Он подумал о своей зелёной штучке, и ему пришла мысль отправиться путешествовать вглубь своих корней.

Потому что, конечно же, это были корни.

Он не поверил своим глазам!

Там царила оживлённая деятельность. Каждая из маленьких клеточек его корней была поглощена непрестанной деятельностью. Одни делали покупки, другие готовили, третьи мыли посуду и т.д. Те, кто делал покупки, отправлялись в почву на поиски вкусной еды (кроме того, им было любопытно осмотреть окрестности). Другие очищали то, что они принесли. Те, кто готовил, превращали всё это во вкусную еду. А кроме того, те, кто был занят хозяйством, отвечали и за размещение. Они расталкивали камни, проникали в малейшие щели и дробили их. Кто бы мог подумать, что в таких хрупких корнях скрывается такая сила? Они обвивались вокруг других корней и сжимали их в мощных объятиях. Он чувствовал, что они твёрдо укореняются в почве.

И всё это медленно, без шума, словно в покое.

Тогда он заметил, что уже какое-то время пьёт сок своих корней.

О! Удивительно, он почувствовал, как в нем поднимается какая-то сила. Забывая смотреть на самого себя, он почувствовал нарастание непреодолимого энтузиазма, долгое… долгое… и сильное.

Устремившись вверх, он выбросил ствол, затем листья. Он уже почувствовал воздух и свет. Словно бы в каком-то старом сне он всегда был с ними знаком, сам того не зная.

Он понял, что работает, чтобы стать дубом.

Он осознал, что скрывалось в этом смутном и сильном ожидании, которое, как он неясно ощущал, действовало в его клетках, когда он был еще жёлудем.

На земле он увидел свою старую засохшую кожуру. В порыве признательности, взволнованный, он поблагодарил её. Он восхитился тем, что она так замечательно создала его, так, что он даже не заметил этого.

Опьянение ростом.

ЧАСТЬ II. ГИПНОТИЧЕСКИЕ ФЕНОМЕНЫ И ИХ ТЕРАПЕВТИЧЕСКОЕ ИСПОЛЬЗОВАНИЕ

ГЛАВА 6. НАИБОЛЕЕ УПОТРЕБИТЕЛЬНЫЕ ФЕНОМЕНЫ

6.1. Каталепсия руки. Техника выполнения

Каталепсия руки – классический гипнотический феномен. Эриксон определял каталепсию следующим образом: «Каталепсия – это форма хорошо сбалансированного мышечного тонуса».

В качестве примера каталепсии Эриксон любил рассказывать о том, как эскимос может в каталептической неподвижности просидеть у проруби 24 часа, ожидая, пока появится тюлень.

Эриксон говорил о том, что каталепсия ведет к внутренней установке поиска, чувствительности и ожиданию дальнейших руководящих стимулов со стороны терапевта. «Когда рука подвешена, разум пациента также подвешен и открыт; этот разрыв в сознании может быть заполнен любым адекватным внушением со стороны терапевта».

Фактически постановка каталепсии руки представляет собой невербальное внушение. Мы как бы предлагаем нашему клиенту зафиксировать руку в определенном положении почти незаметными покачивающими, пробующими движениями. Когда рука зафиксировалась, это значит, что предложение принято, что человек сотрудничает, и что вербально сформулированные предложения с большой вероятностью будут приняты. Поскольку мышечный тонус балансируется на уровне мозжечка, т.е. подкорковой структуры, на уровне сознания всё это остаётся совершенно неосознанным. Эриксон описывал это следующим образом:

«Тело научилось, как реагировать на минимальные сигналы. Вы используете это научение. Вы даёте пациенту минимальные сигналы. Когда он начинает реагировать на них, он становится всё более и более внимательным к последующим сигналам. По мере того, как он становится всё более и более внимательным к вашим внушениям, он погружается всё глубже в транс».

Считается, что каталепсия руки стабилизирует транс. Кроме того, иногда человеку сначала трудно отличить трансовое состояние от нетрансового, что ещё раз говорит о естественности этого состояния; чтобы убедить его в том, что происходит нечто не совсем обычное, его полезно чем-нибудь удивить. Очень удобно удивить каталепсией: например, предложить открыть глаза, посмотреть на свою руку, висящую в воздухе, **удивиться** тем своим способностям, о которых он до сих пор не знал, и вновь закрыть глаза…

Желательно до начала сеанса получить разрешение клиента на то, чтобы прикасаться к нему, брать его за руку. При выполнении каталепсии действует всё тот же принцип сопровождения – надо предупредить, сопроводить свои действия словами, например: «Я беру тебя за руку…» «Я беру тебя за руку, это просто чтобы проверить кое-что…»

Оптимальное положение руки для каталепсии – рука согнута в локте; угол между плечом и предплечьем – около 45 градусов. Если угол слишком большой – рука может просто опуститься под собственной тяжестью. Если угол слишком маленький – пережимаются кровеносные сосуды, возникает дискомфорт.

Легче всего получить каталепсию предплечья; для терапевтической работы этого вполне достаточно. Очень удобно, если есть кресло с подлокотником. Тогда можно зафиксировать локоть на подлокотнике. Если подлокотника нет – можно поддержать локоть своей второй рукой. Можно зафиксировать локоть клиента своим локтем. Получается жёсткая конструкция – треугольник. Потом локоть можно попробовать убрать. Впрочем, рука часто зависает в воздухе и без фиксации локтя.

Эриксон описывал два способа выполнения каталепсии.

Первый способ. Терапевт берёт запястье клиента; четыре пальца – сверху, на его кисти, большой палец – снизу. Большой палец мягко подталкивает снизу, а четыре верхних пальца совершают мелкие разнонаправленные движения в разные стороны и с разным нажимом, отвлекая внимание клиента от большого пальца, который подталкивает снизу. Рука выводится в оптимальное для каталепсии положение; терапевт как бы предлагает её зафиксировать. Когда рука фиксируется – «зависает» в воздухе – это отчётливо ощущается. Рука уже держится сама, но клиент пока ещё этого не знает. Теперь терапевту нужно убрать свою руку. Это делается следующим образом. Верхние пальцы осуществляют разнонаправленные движения… лёгкие… с разным нажимом… отвлекая внимание… в то время как нижний постепенно уходит… контакт разрывается не резко – постепенно. И вот терапевт полностью убирает свою руку, а рука клиента висит в воздухе.

Второй способ. Этот способ несколько сложнее. Рука клиента берётся так же – четыре пальца сверху, большой – снизу. Верхние пальцы сначала осуществляют довольно плотное давление, а затем уводятся вверх. Большой палец начинает легонько подталкивать снизу. Чтобы сохранить привычный контакт, рука клиента «гонится» за верхними пальцами, прижимается к ним, в то же время «убегая» от нижнего пальца. Всё остальное – так же.

Третий способ. Есть ещё третий способ: накрыть кисть клиента своей кистью, и тогда эта «моторная игра» выполняется ладонью.

Четвертый способ. При наличии определённого опыта рука клиента просто берётся за запястье, выводится в оптимальное для каталепсии положение и зависает в воздухе.

После того, как получена каталепсия предплечья, можно попробовать вывести руку в полную каталепсию; впрочем, с терапевтической точки зрения в этом нет необходимости.

К каталепсии руки способны все. Но любой гипнотический феномен может прийти, а может и не прийти. Иногда бывает – берёшь руку, а она тяжелая, или вялая, расслабленная. И понятно, что она не зафиксируется. Тогда нужно просто сказать: *«Очень хорошо, мышцы расслаблены»* - и медленно опустить её на место. Терапевт просто проверял, как расслаблены мышцы. Если клиент знает, что такое каталепсия, и понимает, что это проба на каталепсию – релятивизировать: *«Это придёт, когда придёт»; «Это придёт, когда твоё бессознательное будет к этому готово».*

Эриксон говорил, что человек часто не выдаёт требуемый гипнотический феномен просто потому, что он недостаточно понимает, какие реакции от него требуются, или как позволить требуемым реакциям произойти самим по себе. Многим интеллигентным пациентам необходимо какое-то базовое понимание для того, чтобы они могли позволить каталепсии произойти. Эриксон обеспечивал это базовое понимание в предварительной беседе примерно следующим образом:

«Вы можете забыть обо всём. Вы забыли, что вам пришлось научиться поднимать вашу руку, когда вы были ребёнком. Вам нужно было научиться двигать вашей рукой. Было время, когда вы даже не знали, что это ваша рука. Было время, когда вы не знали, как поднять её. Было время, когда у вас вызывал удивление вид того, как эта интересная штука двигается. Это было время, когда вы пытались достать своей правой рукой свою собственную правую руку. Вы даже не знали, что она соединена с вами».

Т.е. оживляются ранние детские воспоминания, которые могут быть полезны при каталепсии.

Ещё несколько полезных деталей относительно каталепсии.

Неважно, какую руку брать – левую или правую. Брать надо ту, которая ближе.

Каталепсия руки прекрасно сочетается с сигналингом; рука «подвешена», а палец сигналит «да» или «нет».

Иногда, когда рука находится в каталепсии, человек начинает шевелить пальцами. Это может означать, что он испугался - это иногда бывает, когда каталепсию делают в первый раз. Сейчас он начнёт произвольно двигать рукой и не даст произойти феномену. В таких случаях лучше всего просто успокоить: *«Конечно, вы контролируете свою руку и в любой момент, если захотите, сможете её опустить. Но гораздо интересней, а главное – намного полезней просто позволить происходить тому, что происходит само по себе».* Как правило, человек успокаивается и действительно позволяет происходить всему самому по себе.

6.2. Терапевтическое использование каталепсии руки

Терапевтическое использование каталепсии руки разнообразно. Она может быть использована в следующих целях.

Наведение транса *(см. «Идеомоторные наведения»)*

С помощью каталепсии можно наводить транс – причем быстро. Можно получить каталепсию руки, когда человек уже находится в трансе, а можно и начать с неё. Каталепсия – гипнотический феномен; как только получен гипнотический феномен – получен гипноз. Когда рука зависла в каталепсии – это значит, что клиент выполнил невербальное внушение, он сотрудничает. Он готов выполнять и последующие осмысленные внушения – например, закрыть глаза.

Углубление транса

С помощью каталепсии можно углублять транс. Это можно совместить с наведением, а можно и развести и сделать раздельно. Делается это так. Рука зафиксирована в каталепсии; терапевт говорит: *«И когда ваше бессознательное будет готово ещё больше углубить этот транс, оно позволит руке начать опускаться».* Когда рука начинает опускаться – присоединить внушение (контингентное составное внушение): *«И по мере того, как рука опускается, транс углубляется, и когда рука опустится полностью, это будет…»* Можно сказать: *«Это будет хороший глубокий транс».* Но, во-первых, не факт, что это будет глубокий транс. Во-вторых, не факт, что клиенту сейчас нужен именно глубокий транс. Поэтому лучше использовать более осторожную формулировку: *«Это будет хороший транс, той глубины, которая нужна для того, чтобы могла быть выполнена та внутренняя работа, которая необходима сейчас».*

Сигнал о проделанной работе

Терапевт обращается к бессознательному клиента с просьбой осуществить определенную работу – найти ресурсы, определить оптимальные пути их использования, привести эти ресурсы в действие. Как узнать, выполнена эта работа или нет? Нужен какой-то внешне наблюдаемый сигнал. Можно использовать для этого пальцевый сигналинг, а можно – каталепсию. Эриксон и Росси приводят следующую формулировку: *«И когда эта работа будет выполнена, рука начнет опускаться честным бессознательным движением».*

Однако внутренняя работа может потребовать достаточно много времени. Более «экономной» является такая формулировка: *«Эта работа может продолжаться за пределами этого транса – ночью, когда вы спите, днём, когда вы заняты своими повседневными делами, а какая-то часть этой работы должна быть выполнена здесь и сейчас, именно в этом трансе. И когда эта часть работы будет завершена, рука опустится искренним бессознательным движением».* Это позволяет экономить время сеанса. Эта часть работы выполняется достаточно быстро.

Выведение из транса

Это можно сделать отдельно, а можно соединить с сигналом о проделанной работе – это удобно. Когда рука начинает опускаться, даётся внушение: *«И по мере того, как рука опускается, вы возвращаетесь, и когда рука опустится полностью, можно будет сделать глубокий вдох, чуть-чуть потянуться, открыть глаза и вернуться в бодрствующее состояние».* Это очень удобно, потому что это позволяет человеку выходить из транса в своём собственном темпе.

Реиндукция

Каталепсия может быть использована для реиндукции – т.е. повторного наведения. После того, как клиенту один раз была сделана каталепсия руки, о наведении транса можно не беспокоиться; вы просто берете его руку, поднимаете, и он входит в транс. Это исключительно удобно. Это можно делать несколько раз в течение одного сеанса, а также и на последующих сеансах.

Сеанс с использованием каталепсии руки

Клиент сформулировал цель.

Наведение

Т.: - Вы можете положить руки на колени – вот так? Хорошо. И обратите внимание на разницу в ощущениях между правой и левой руками – в чем бы она ни заключалась. Пусть небольшая, но она всегда есть. Сейчас я возьму вас за кисть правой (левой) руки, и эта разница резко возрастёт (берет за руку), потому что на одной руке вы чувствуете прикосновение моих пальцев, а на другой – нет. И я медленно поднимаю вашу руку, и разница в ощущениях продолжает возрастать. И когда кончики пальцев окончательно утратят контакт с тканью, я прошу вас сделать глубокий вдох, закрыть глаза и войти в транс.

Клиент делает вдох, закрывает глаза, рука зависает в каталепсии.

Углубление

- *И когда ваше бессознательное будет готово к тому, чтобы ещё больше углубить этот транс, оно позволит руке медленно опуститься, искренним бессознательным движением.*

Когда рука начинает опускаться – добавляется новое внушение:

- *И по мере того, как рука опускается, транс углубляется всё больше и больше. И когда рука опустится полностью, это будет хороший транс, того уровня, который необходим сейчас, чтобы могла быть выполнена та внутренняя работа, которая должна быть выполнена сейчас.*

Пауза до полного опускания руки.

- *И поскольку сейчас нет необходимости говорить, вы можете общаться со мной движениями пальцев – движение указательного пальца правой руки в знак сигнала «да», и движение указательного пальца левой руки в знак сигнала «нет».*

*И сейчас я попрошу вас мысленно отправиться на поиски **приятного** воспоминания – т.е. такого момента вашей жизни, когда вы чувствовали себя **спокойно, хорошо, уверенно**… и когда это **хорошее** воспоминание придет, вы позволите приподняться указательному пальцу правой руки, чтобы дать об это знать.*

Пауза до движения пальца.

- *Хорошо. И можно позволить прийти образам – образам того времени и того места. Интересно, приходят ли образы?*

Пауза до движения пальцем – «да» или «нет».

- *Хорошо. И могут прийти звуки – звуки этого времени и этого места… интересно, приходят ли звуки?*

Сигнал пальцем.

- *Хорошо. И по мере того, как проходит время, к телу могут прийти соответствующие ощущения… интересно, возникают ли телесные ощущения?*

Сигнал пальцем.

- Хорошо. Мы знаем, что некоторые люди могут почувствовать в своем воспоминании запах... интересно, приходит ли запах?

Сигнал пальцем.

- Очень хорошо. И может быть даже какой-нибудь вкус на губах...

Сигнал пальцем.

*- И по мере того, как проходит время, может прийти эмоция, чувство, то **приятное** чувство, которое испытываешь в этот **приятный** момент своей жизни... и когда оно придёт, палец может дать об этом знать.*

Сигнал пальцем.

- Очень хорошо. И сейчас вам нет необходимости слушать то, что я говорю, потому что меня слышит ваше бессознательное, и из всего того, что я говорю, оно может отобрать и использовать именно то, что необходимо, и отбросить и забыть всё остальное. Так что мой голос может для вас изменяться, и превращаться в другие звуки, и вплетаться в звуки вашей грёзы...

Сигнал о проделанной работе

Терапевт выводит руку клиента в каталепсию.

- И сейчас совершенно неважно, чем занят ваш сознательный разум... он может оставаться в этом приятном воспоминании... или перейти к другому... или скользить... от воспоминания к воспоминанию... от образа к образу... от грёзы к грёзе... в то время как ваше бессознательное (изменяется интонация и направление голоса) может отыскивать ресурсы... которые необходимы для того, чтобы в максимально возможной степени приблизиться к поставленной цели... и определять оптимальные пути и способы использования этих ресурсов... которые полностью соответствуют... вашим глубинным интересам... и истинным потребностям... и целостной структуре вашей личности... и найдя эти ресурсы и определив оптимальные пути и способы их использования... активизировать эти ресурсы, привести их в действие... в полном соответствии с найденными путями и способами...

- И эта важная и нужная внутренняя работа... может продолжаться за пределами этого транса... ночью, когда вы спите... днём, когда вы

бодрствуете и заняты своими делами… в других трансах… в которые вы, возможно, будете входить самостоятельно или с чьей-то помощью… неважно… а какая-то часть этой работы должна быть выполнена именно здесь и сейчас… именно в этом трансе… и когда эта часть работы будет выполнена… бессознательное позволит руке начать опускаться… искренним бессознательным движением…

Пауза – до того момента, когда рука начинает опускаться.

Выведение из транса

- И по мере того как рука опускается… можно постепенно начинать возвращаться… в своём собственном темпе… и лишь когда рука опустится полностью… сделать глубокий вдох… чуть-чуть потянуться… и открыть глаза… и вернуться в бодрствующее состояние.

Пауза до полного опускания руки.

Короткая беседа об ощущениях, пережитых в трансе.

Реиндукция

Терапевт берёт клиента за ту же руку и начинать медленно её поднимать. Рука зависает в каталепсии, глаза закрываются. Если глаза не закрываются – сказать: *«Просто закройте глаза».*

*Т.:- И сейчас можно просто отправиться в хорошее место… реальное или воображаемое… такое, в котором можно чувствовать себя **хорошо** и **комфортно**…и позволить прийти образам… звукам… ощущениям… запахам… чувствам…* (начинать нужно с тех модальностей, которые реально присутствовали в приятном воспоминании) *и полностью воспользоваться… всеми ресурсами и возможностями этого **хорошего** места… и когда вы полностью воспользуетесь… всеми ресурсами и возможностями… этого **хорошего** места… рука начнёт медленно… искренним бессознательным движением… сама по себе опускаться….*

Пауза до начала опускания руки.

Выведение из транса

И по мере того как рука опускается… можно постепенно начинать возвращаться… в своём собственном темпе… и лишь когда рука

*опустится полностью…сделать глубокий вдох… чуть-чуть потянуться…
и открыть глаза… и вернуться в бодрствующее состояние.*

6.3. Левитация руки. Техника выполнения

Знаменитое наведение левитацией руки, так же как и   наведение
каталепсией руки, начинается с фиксации внимания в кинестетической
модальности. Левитацию руки придумал не Эриксон – это классический
гипнотический феномен, известный давно. Эриксон разработал наведение
левитацией руки: вызывается гипнотический феномен и благодаря этому
развивается транс.

Наведение левитацией руки

*Вы можете сесть вот так – обе ноги поставить на пол и положить
руки на колени?*

*Сейчас обратите, пожалуйста, внимание на то, что чувствуют ваши
руки – на те ощущения, которые вы испытываете в кистях рук.*

*Я прошу вас обратить внимание на разницу в ощущениях между правой
и левой руками … с тем, чтобы определить… какая рука вам кажется
чуть легче.*

*И обратите внимание… как с каждым вашим вдохом… эта рука
становится ещё чуть легче…*

*И ту руку, которая кажется вам чуть легче… вы сейчас начнёте
медленно приподнимать… произвольно, но медленно… так, чтобы она
полностью отделилась от ткани… так, чтобы между рукой и тканью
можно было просунуть листок бумаги…*

*(Когда рука поднялась): И теперь вы просто позволяете этому
ощущению лёгкости нарастать… и рука продолжает подниматься… и
чем выше она поднимается… тем легче она становится… и чем легче она
становится… тем выше она поднимается… и вы просто позволяете
этому происходить…*

*И я не знаю, в какой момент рука может захотеть изменить
направление своего движения, чтобы направиться к лицу… Да…
Направляется к лицу… Всё ближе… И в тот момент, когда рука*

прикоснётся к лицу... можно будет сделать глубокий вдох... и закрыть глаза... и войти в транс... Да... Очень хорошо.

И когда ваш внутренний разум... ваше бессознательное... хорошо поймёт... как оно может использовать этот интересный феномен для вашей пользы... рука сможет медленно... искренним бессознательным движением опуститься... и по мере того, как она будет опускаться... можно постепенно возвращаться... и когда она опустится полностью... можно будет сделать глубокий вдох... и слегка потянуться... и открыть глаза... и вернуться, полностью присутствующим... здесь и сейчас.

Внимание клиента фиксируется в кинестетической модальности; для этого его просят обратить внимание на те ощущения, которые он испытывает в кистях рук.

Затем его внимание обращают на разницу в ощущениях между правой и левой руками.

Левитация руки практически гарантирована, если начать с произвольного движения. После того, как клиент определил, какая рука ему кажется легче, ему предлагают начать поднимать эту руку произвольно – но медленно. Произвольное движение, когда оно выполняется медленно, быстро переходит в непроизвольное.

После того, как одна рука залевитировала, можно предложить левитацию второй руки. Для этого достаточно сказать: «Я не знаю, захочет ли правая рука подняться вслед за левой». Если поднимается – ратифицировать: «Да, очень хорошо». Если не поднимается – использовать двойную связку: «Или она предпочитает отдыхать на колене, в то время как левая рука поднимается всё выше и выше».

 Слова «легче», «лёгкая», «поднимается» произносятся с восходящей интонацией тогда, когда клиент делает вдох – т.е. в тот момент, когда рука действительно становится легче.

Одновременно с наведением терапевт моделирует для клиента левитацию руки – т.е. запускает у себя левитацию руки.

6.4. Терапевтическое использование левитации руки

Левитацию руки в терапевтическом плане можно использовать так же, как и каталепсию руки, с той разницей, что при каталепсии руки в распоряжении терапевта одно движение руки, к которому можно присоединить внушение – вниз; а при левитации – два движения – вверх и вниз. Получить левитацию руки, когда клиент уже находится в трансе, очень легко (особенно если с ним уже выполнялось наведение левитацией руки). Для этого достаточно сказать: *«И я не знаю, в какой руке может начать возникать ощущение лёгкости… может быть, в левой… может быть, в правой… и та рука, в которой возникает ощущение лёгкости, может начать подниматься… сама по себе…»*

Сеанс с использованием левитации руки

Клиент ставит цель.

Через несколько мгновений я начну считать от 1 до 10, и по мере того как я буду считать, вы можете начать ощущать комфорт… который постепенно будет становиться всё глубже и глубже… один… и на некоторое время всё, что вас окружает, становится неважным… два… дыхание становится более спокойным и ровным… три… и я не знаю, когда закроются глаза… до пяти или после… четыре… может быть, это немножко похоже на то, что бывает когда засыпаешь… когда мысли текут сами по себе… изменяясь… пять… и могут появляться образы… иногда яркие, иногда размытые… неважно… шесть… глаза закрылись… очень хорошо… семь… вы можете меня слушать или не слушать… это неважно… восемь… погружаясь всё глубже и глубже в свой внутренний мир… девять… позволяя себе обрести эту паузу… этот отдых… такой необходимый… девять… такой комфортный… десять… просто позволяя происходить тому, что происходит…

И я не знаю, в какой руке может начать возникать ощущение лёгкости… может быть, в левой… может быть, в правой… и та рука, в которой возникает ощущение лёгкости, может начать подниматься… сама по себе… всё выше и выше… с возрастающим ощущением лёгкости…

Рука поднимается.

… и по мере того, как рука медленно поднимается… сама по себе… ваше бессознательное… может отыскивать ресурсы… необходимые вам для достижения поставленной цели… и определять оптимальные пути и способы их использования… соответствующие вашим истинным интересам и потребностям… и целостной структуре вашей личности… и когда эти ресурсы… и оптимальные пути их использования… будут найдены… рука начнёт медленно опускаться…

(Пауза до того момента, когда рука начинает опускаться).

И теперь… по мере того, как рука опускается… ваше бессознательное… активизирует эти ресурсы, приводит их в действие… в соответствии с найденными путями и способами… и одновременно с этим… по мере того как рука опускается… можно возвращаться… и когда рука опустится полностью… можно будет сделать глубокий вдох… и чуть-чуть потянуться… и открыть глаза… и вернуться… полностью присутствующим… здесь и сейчас… чувствуя себя хорошо… и есть всё необходимое время… чтобы позволить этому осуществиться в своем собственном темпе…

6.5. Субъективное искажение времени

В гипнозе можно изменять субъективную реальность, субъективные ощущения. Восприятие времени субъективно: течение времени может казаться более быстрым или более медленным, чем на самом деле. Такие искажения времени имеют место в «повседневных трансах». У каждого есть такой опыт, когда время «пролетает мгновенно», и такой, когда оно «бесконечно тянется».

Субъективное искажение времени – классический гипнотический феномен; оно часто возникает спонтанно. Иногда после транса кажется, что прошло очень много времени, а иногда кажется, что транс завершился очень быстро.

Как любой субъективный опыт, восприятие времени может целенаправленно изменяться в гипнозе.

В терапевтическом плане субъективное искажение времени может использоваться для расширения полезного времени (отдых, подготовка к экзамену) и сокращения бесполезного времени, для расширения комфортных и сокращения дискомфортных моментов. Эриксону случалось в сеансе отправлять человека в месячный отпуск. После сеанса клиент рассказывал о том, как он отдохнул, на каких экскурсиях побывал.

Субъективное искажение времени позволяет сэкономить время сеанса. Что бы ни происходило во время сеанса, отпустить человека желательно в хорошем состоянии. Для этого есть надёжный, проверенный способ: отправить его в «хорошее место» и дать ему возможность полностью воспользоваться всеми его ресурсами. Однако время сеанса ограничено. Здесь на помощь приходит субъективное искажение времени. Клиенту делают сопровождение в «хорошее место» и с помощью субъективного искажения времени дают возможность побыть там столько, сколько необходимо.

Все гипнотические феномены имеет свои повседневные аналоги. Перед тем как вызывать какой-либо гипнотический феномен, очень полезно в качестве пример привести его повседневные проявления. Эриксон, например, любил приводить такой пример для субъективного искажения времени:

«Иногда стоишь на остановке и ждёшь автобуса, а его все нет, и время тянется так медленно… а потом автобус приходит, ты заходишь, а там – твой приятель. И вы начинаете болтать, и ты не замечаешь, как доехал до своей остановки – время пролетело так быстро…»

Для того чтобы вызвать субъективное искажение времени, можно использовать прямое внушение: *«Во внешнем времени, на часах пройдёт минута или две, а в вашем внутреннем времени пройдёт сколько угодно времени – всё то время, которое вам необходимо для того, чтобы полностью воспользоваться всеми ресурсами этого хорошего места».*

Можно использовать косвенные внушения.

Метафора

«Медведь засыпает в своей берлоге… и во внешнем мире проходит долгая зима… с холодами и вьюгами… а он этого не замечает… для него это время пронеслось как одно мгновение…»

Импликация

«Эта внутренняя работа заняла так много времени…»

Двойная связка

«Нелегко сказать, прошло двадцать минут или целых двадцать пять» (на самом деле прошло 10 минут).

«Как вы думаете, прошло пять минут или семь?» (на самом деле прошло 20 минут).

Сеанс с использованием субъективного искажения времени

Клиент предъявляет проблему (или ставит цель).

Наведение.

Вы можете выбрать точку, на которую вам удобно смотреть?

Продолжая смотреть на эту точку, отмечайте те изменения, которые могут происходить сами по себе...

*Могут изменяться размеры точки... или её цвет... или расстояние до неё... вокруг точки может появляться светящийся ореол... периферия поля зрения может затягиваться чем-то вроде тумана... словно смотришь в длинную трубу.. и сейчас у вас на сетчатке есть отпечаток этой точки... и когда **глаза закрываются**... этот отпечаток сохраняется.. и изменения продолжаются... и они нарастают.. все быстрей и быстрей... и очень быстро уводят вас... в эту волшебную страну грёз... в которой образы приходят сами по себе... и вы просто позволяете происходить тому, что происходит само по себе...*

(Рука выводится в каталепсию).

Углубление

И когда ваше бессознательное будет готово ещё больше углубить этот транс, оно позволит руке начать опускаться.

Рука опускается.

И по мере того, как рука опускается, транс углубляется, и когда рука опустится полностью, это будет хороший транс, той глубины, которая нужна для того, чтобы могла быть выполнена та внутренняя работа, которая необходима сейчас. Очень хорошо.

Повседневный аналог феномена

И конечно, всем известно о том, что есть время внешнее, время на часах, а есть время внутреннее. И они могут различаться. Все мы когда-то были детьми и ждали подарков на день рождения или на Новый Год... и время тянулось так медленно... а потом ты получаешь подарок и начинаешь играть, и не замечаешь, как пролетает время... время проходит так быстро...

Субъективное искажение времени

И сейчас во внешнем времени пройдет минут или две... а в вашем внутреннем времени у вашего бессознательного будет всё необходимое время... для того, чтобы рассмотреть все причины вашей проблемы... (если была поставлена цель – все возможные пути достижения цели) и, возможно, выдать какой-то результат сознанию...

Выведение из транса

И когда эта работа будет завершена... бессознательное позволит телу сделать глубокий вдох... и можно будет чуть-чуть потянуться... открыть глаза... и вернуться в бодрствующее состояние... и мы сможем поговорить.

ГЛАВА 7. ЗАМЕШАТЕЛЬСТВО

С ощущением прекращения ощущаемого
Прекращения ощущения не удержать.
Когда сознание осознаваемого пусто
Пустота сознания предельно полна.
«Путь мастера цигун»

7.1. Природа замешательства

Замешательство используется для того, чтобы освободить человека от жёсткой привязки к сознательным процессам. Или, проще говоря, «выбить» его из левополушарного, рационального функционирования. Фактически замешательство даёт мгновенный транс.

Замешательство способствует разрушению привычных, но неэффективных шаблонов мышления и поведения и возникновению новых – т.е. способствует изменению. Эриксон написал фразу, под которой подписался бы любой мастер дзен: «Из замешательства произрастает просветление».

Замешательство повышает вероятность принятия внушения. Когда человек в замешательстве, он стремится осмыслить – что происходит? Он ищет ответа. Ответ может прийти изнутри – как осмысление ситуации, а может прийти и снаружи – как внушение.

Поэтому замешательство не создаётся просто ради замешательства; замешательство ради замешательства – это шутка. Замешательство утилизируется – т.е. используется. Либо даётся внушение войти в транс, либо переходят к более традиционной технике наведения транса, либо даётся какое-то другое внушение.

В основе использования техник замешательства в эриксоновском гипнозе лежат два эпизода из жизни Эриксона, уже ставшие хрестоматийными.

<u>Первый эпизод.</u>

Молодой Эриксон бежал на занятия и со всего маху налетел на мужчину. Мужчина открыл рот, чтобы его обругать, а молодой человек посмотрел на часы и сказал: «Сейчас ровно без десяти два», - хотя на самом деле было около девяти. И когда Эриксон добежал до угла и оглянулся, он увидел, что мужчина всё ещё стоит неподвижно, пытаясь осмыслить – что же произошло?

<u>Второй эпизод.</u>

Эриксон учился в медицинском колледже. У них был практикум, который проходил в специально отведенной для этого комнате. И вот однажды им предстояло работать в парах; работа состояла из двух частей – интересной и неинтересной. Будущий напарник Эриксона похвастался другим студентам, что он будет делать интересную часть работы, а Милтона заставит делать неинтересную. Нашлись доброжелатели, которые рассказали об этом Милтону, и когда на следующий день они вошли в комнату для лабораторных занятий и направились к столам, на которых было сложено оборудование, на середине пути Милтон вдруг повернулся к своему напарнику и сказал:

-       На самом деле та ласточка повернула сначала вправо, потом резко вверх, а потом я не знаю.

Напарник застыл, Эриксон подошел к столам, на которых было сложено оборудование, отобрал то, которое нужно было для интересной части задания, и приступил к работе. Напарник постоял, подошел к столу, взял то, что осталось, и тоже приступил к работе. Через некоторое время он изумленно воскликнул:

-       Милтон, как получилось, что я делаю эту часть?

-       Ты сам её выбрал, - скромно ответил Эриксон.

Эриксон о принципах создания замешательства

Эриксон проанализировал эти и подобные им случаи, и установил, что они характеризуются сходными психологическими элементами. Он описывает их следующим образом.

1.   Имеет место межличностное взаимодействие, которое требует совместного участия и разделенного переживания.

2. Внезапно и необъяснимо вводится иррелевантная идея, сама по себе понятная, но совершенно не связанная с ситуацией и иррелевантная по отношению к ней.

3.   Для человека сталкиваются: (1) понятная ситуация, для которой уже готов паттерн реагирования и (2) иррелевантная, но сама по себе понятная непоследовательность, которая лишает человека всякого способа реагирования до тех пор, пока не осуществится адекватная мысленная реорганизация, позволяющая устранить непоследовательность из ситуации.

4.   Следует создать ситуацию, которая подразумевает определенные и адекватные реакции, но, прежде чем они могут реализоваться, в ситуацию вводится непоследовательность, которая сама по себе является осмысленной коммуникацией, что тормозит естественную реакцию человека в исходной ситуации. В результате у человека возникает состояние недоумения и замешательства, которое ведет к глубокой потребности сделать хоть что-нибудь – некритично и неразборчиво. Имеет место глубокое торможение естественной реакции.

5.   Таким образом, если в любой простой небольшой ситуации, подразумевающей простую естественную реакцию, непосредственно в момент, предшествующий реакции, вводится иррелевантный или непоследовательный стимул, возникает замешательство и торможение естественной реакции. Непоследовательность сама по себе осмысленна, но её единственное назначение – осуществить разрыв в исходной ситуации, подразумевающей определённую реакцию. Потребность отреагировать на исходную ситуацию и торможение этой реакции ведут к возрастающей потребности сделать что-нибудь. Эта потребность является суммой потребности отреагировать на исходную ситуацию и потребности понять необъяснимое, но внешне осмысленное дополнение. Когда процедура продолжается в гипнотических целях, часто возникает невыносимое состояние недоумения и замешательства и настоятельная потребность в какой-либо реакции, позволяющей облегчить это нарастающее напряжение; человек с готовностью хватается за первую ясно понимаемую коммуникацию, адресованную ему.

Практически о том же говорит Стивен Гиллиген, формулируя т.н. предпосылки метода создания замешательства.

Предпосылки метода создания замешательства по С. Гиллигену

1.В поведении человека проявляется много автоматических и предсказуемых стереотипов.

2. Нарушение любого из этих стереотипов создает состояние неопределенности с преобладанием недифференцированного возбуждения.

3. Большинству людей состояния неопределенности весьма неприятны, и поэтому им свойственна сильнейшая мотивация избегать таких состояний.

4. Возбуждение нарастает, если человек не может приписать его определенной причине.

5. По мере нарастания возбуждения усиливается и мотивация, направленная на его уменьшение.

6. Человек, испытывающий неопределенность, как правило, готов воспользоваться первым же представившимся способом уменьшить неопределенность (например, поддаться внушению, побуждающему погрузиться в транс).

Известный эриксоновский терапевт Майкл Япко формулирует следующие основные допущения относительно техник замешательства.

Основные допущения относительно техник замешательства по М. Япко

1.   Люди ценят понятность и ясность.

2.   Замешательство, или недостаток ясности, порождает неприятное внутреннее состояние, т.е. диссонанс.

Диссонанс мотивирует к достижению понимания.

3.   Стремление достичь понимания мотивирует поиск смысла и повышенную чувствительность к удовлетворительным (даже если и неправильным) объяснениям.

4.   Поведение людей осуществляется по шаблонам, и наиболее комфортна реализация знакомого шаблона.

5.   Блокировка реализации (т.е. прерывание, разрыв) знакомого шаблона требует порождения новой реакции.

6.   Промежуток времени, необходимый для порождения новой реакции – это период повышенного реагирования на внешние стимулы.

Различаются две основные категории техник создания замешательства: техники разрыва шаблона (прерывания стереотипа) и техники перегрузки. Всё вышесказанное фактически относится к первой группе техник – техникам разрыва шаблона.

7.2. Техники разрыва шаблона

Люди действует по стереотипам; большая часть человеческого поведения стереотипна. Для самых разных ситуаций у людей наготове стереотипные, шаблонные способы реагирования. Поэтому, оказавшись в чужой стране, человек часто попадает в ситуацию замешательства: привычные стереотипы не срабатывают, а новых способов поведения, соответствующих ситуации, пока ещё нет.

Стереотип легко создаётся – для этого достаточно вынудить человека несколько раз повторить одно и то же действие. Этот прием хорошо известен и широко используется в спорте. Например, в боксе: удар в голову, в голову, в голову… в корпус. Удар в корпус проходит – человек «привык» защищать голову. В теннисе или в волейболе: подача в дальний угол, в дальний угол, в дальний угол… под сетку. Подача под сетку не берется.

Стивен Гиллиген даёт прекрасную классификацию техник разрыва шаблона. Приведём её с некоторыми дополнениями.

Намеренные смысловые несуразности

Те эпизоды из жизни Эриксона, о которых мы говорили («Ровно без десяти два», «Ласточка») относятся именно к этой технике.

Нарушения синтаксиса

Грамматически неправильное построение речи. В пельменной покупатель таким образом (непреднамеренно, но эффективно) создаёт замешательство у продавщицы; подходит его очередь, и он говорит:

-       Мне одну одну и две.
-       Что?
-       Ну, одну одну и две в одну.
-       Что?
-       Ну, две, в одну две и в одну одну.

Он хотел одну обычную порцию и одну двойную.

Торможение двигательных проявлений

Ограничить клиента в движениях. Например, попросить его крепко держаться за сиденье стула.

Можно вспомнить такой пример. К Эриксону на приём пришла супружеская пара; жена говорила без умолку, не давая Эриксону возможности поговорить с мужем. Тогда он предложил ей достать тюбик губной помады, приложить его к губам и с интересом следить за тем, как ее губы захотят пошевелиться. И пока она как завороженная следила за этим, Эриксон спокойно поговорил с мужем.

Прерывание ключей доступа

Имеются в виду т.н. «глазные ключи доступа». Когда человек внутренне ищет ответ, он уходит в свою предпочитаемую модальность, и это видно по движениям глаз. Визуал ищет ответ «на потолке»: глаза уходят вверх. Аудиал «слушает»: глаза уходят вбок. Кинестетик «прислушивается к телу»: глаза уходят вниз.

Техника заключается в следующем. Как только терапевт видит, что клиент уходит в свою предпочитаемую модальность – он тут же отвлекает его, не давая ему этого сделать: словом, жестом, прикосновением. Техника часто (но неосознанно) используется школьными учителями: «Ну что ты смотришь на потолок, там ответ не написан! На доску смотри!».

У ребёнка-визуала ответ как раз «написан на потолке»; ему не дали уйти в предпочитаемую модальность, создали замешательство, в результате – двойка.

Парадоксы

Парадоксальные истории, шутки, загадки тоже хорошо «выбивают» из левополушарного логического функционирования. Так что надо иметь «домашние заготовки» - парадоксальные истории. Вот несколько примеров.

Парадокс Бертрана Рассела – «Брадобрей»

В одной деревне есть брадобрей, который бреет только тех жителей деревни, кто не бреется сам. Вопрос: должен ли брадобрей брить сам себя?

Если он должен брить сам себя, то он бреется сам, и тогда он не должен себя брить. Если же он не должен себя брить, то он не бреется сам и тогда он должен себя брить.

Бутылка с пробкой

Бутылка с пробкой стоит одиннадцать копеек. Бутылка стоит на десять копеек дороже пробки. Сколько стоит пробка?

Обычный ответ – одну копейку; но этот ответ неправильный. Если пробка стоит одну копейку, то бутылка – на десять копеек дороже, т.е. одиннадцать, и вместе они стоят двенадцать.

Наведение рукопожатием

Знаменитое эриксоновское наведение рукопожатием – часть легенды, окружающей его имя. Эриксон пожимал человеку руку, и человек оставался в трансе с рукой в каталепсии. Рукопожатие (особенно у мужчин) – шаблонное, высоко стереотипизировнное действие, и его прерывание создаёт сильное замешательство.

Это наведение очень зрелищно; оно иногда используется эстрадными гипнотизёрами. Значение же его в терапевтической практике невелико. Если сделать это наведение, когда человек пришёл к терапевту в первый раз, много шансов на то, что он больше не придет. Если же человек приходит не в первый раз, нет никакой проблемы в наведении транса и непонятно, зачем его делать.

Наведение рукопожатием может осуществляться в двух вариантах.

Вариант первый. Протягивается рука для приветствия, и в момент, непосредственно предшествующий контакту рук, правая рука партнера перехватывается левой рукой и выводится в оптимальное для каталепсии положение. Затем фиксируется внимание, и даются внушения на вхождение в транс.

Вариант второй. Осуществляется рукопожатие, а затем рука партнера выводится в оптимальное для каталепсии положение и контакт разрывается медленно – как при постановке руки в каталепсию, чтобы человек не почувствовал момента полного разрыва контакта. Часто рука после этого остается в каталепсии.

7.3. Техники перегрузки

Перегрузка как способ создания замешательства может принимать две формы – повторения и сенсорной перегрузки.

Повторение

Повторение утомительно для сознания и вызывает скуку. Поэтому человек просто перестает слушать и отключается, погружаясь в себя, т.е. входя в транс. Повторение – это когда долго, с разными вариациями и в разных формах повторяется практически одно и то же. А это утомительно и скучно. Потому что скучно слушать, когда тебе долго, в разных формах, с разными вариациями повторяют одно и то же. Всё время одно и то же. В конце концов, слушать становится скучно. И человек погружается внутрь себя, чтобы не слушать это скучное, утомительное повторение одного и того же. Потому что, сколько же можно слушать одно и то же, когда оно повторяется, пусть даже и с вариациями. Это скучно и утомительно. И человек погружается внутрь самого себя. Он это делает для того, чтобы не слушать это утомительное повторение. Ну сколько можно повторять одно и то же, навевающее скуку. Конечно, человек утомляется и чтобы избежать этих повторов уходит внутрь себя. Ведь всё время повторяется практически одно и то же.

Сенсорная перегрузка

Сенсорная перегрузка заключается в том, чтобы так «загрузить» сознательный разум информацией, чтобы её трудно было воспринимать и обрабатывать.

Человек ориентирован в окружающей действительности, если он ориентирован во времени (знает, какой сейчас год, месяц, число, день недели) и в пространстве (знает, где он находится). Поэтому совершенно естественны попытки построить замешательство на этих координатах. Когда используется временная координата – это называется **дезориентация во времени**. Когда используется пространственная координата – это называется **дезориентация в пространстве.**

Дезориентация во времени

Рассмотрим технику дезориентации во времени, разработанную Эриксоном. Первоначально Эриксон разрабатывал ее для создания возрастной регрессии, а затем обнаружил, что она годится и для других целей, в том числе и собственно для наведения транса.

Эриксон проводит сеанс 14 июня 1963 года, в пятницу.

*«Вы не только завтракали в пятницу на прошлой неделе, но перед этим вы обедали в четверг в мае, и **июнь тогда был в будущем**, а перед маем был апрель и перед этим был март **и в феврале, возможно, вы ели то же самое на завтрак**, и вы даже не думали есть это в **следующем** апреле, но конечно же 1 января, в первый день Нового Года, вы и **не думали о 14 июня 1963 года**, это **было настолько далеко в будущем**, но вы конечно могли думать о Рождестве в декабре 1962 года, и разве это не было прекрасным настоящим – том, о котором вы даже не думали в День Благодарения в ноябре, и обед в День Благодарения, **такой вкусный**, но День Труда наступил в сентябре 62-го, но перед этим было 4 июля, но 1 января 1962-го вы никак **не могли думать о 4 июля**, потому что это было лишь начало 1962-го. И конечно был ваш день рождения в 1961 году, и может быть на этом дне рождения вы думали о вашем **будущем дне рождения** в 1962 году, **но это было в будущем, а кто может загадывать на год вперед в будущее?** Но действительно замечательным днем рождения был ваш день рождения **в год окончания школы. Двадцать один год и окончание школы!***

Проанализируем, что здесь происходит.

1) *«Вы не только завтракали в пятницу на прошлой неделе, но перед этим вы обедали в четверг в мае, и **июнь тогда был в будущем**»*.

Идёт сдвиг на неделю назад, затем с пятницы на четверг, с июня на май и с завтрака на обед. Четыре сдвига одновременно в одной фразе. Уже это достаточно трудно удержать – перегрузка сознательного разума.

При этом июнь квалифицируется как будущее – т.е. он как бы еще не наступил.

2) *«А перед маем был апрель»*

Идет сдвиг на месяц назад

3) *«и перед этим был март»*

Сдвиг еще на месяц назад

4) *«**и в феврале, возможно, вы ели то же самое на завтрак**, и вы даже не думали есть это в **следующем** апреле»*,

Сдвиг еще на месяц назад. «Следующий» апрель – это апрель, который как бы ещё не наступил. Т.е. сдвигаемся назад, в прошлое, и то время, которое ещё как бы не наступило, квалифицируется как будущее.

5) *«но конечно же 1 января, в первый день Нового Года, вы и **не думали о 14 июня 1963 года**, это было **настолько далеко в будущем**»*,

Еще на месяц назад. Июнь квалифицируется как отдаленное будущее.

6) *«но вы конечно могли думать о Рождестве в декабре 1962 года, и разве это не было прекрасным настоящим»*

Еще на месяц назад. Декабрь 1962г. квалифицируется как настоящее.

7) *«том, о котором вы даже не думали в День Благодарения в ноябре, и обед в День Благодарения, **такой вкусный**»*

Ещё на месяц назад.

8) *«но День Труда наступил в сентябре 62-го»*,

Увеличился «шаг». Теперь сдвиг идет уже на два месяца назад – «выпал» октябрь.

9) *«но перед этим было 4 июля»,*

Ещё на два месяца назад.

10) *«но 1 января 1962-го вы никак **не могли думать о 4 июля**, потому что это было лишь начало 1962-го».*

Еще больше увеличился «шаг». Теперь сдвиг назад уже на шесть месяцев.

11) *«И конечно был ваш день рождения в 1961 году, и может быть на этом дне рождения вы думали о вашем **будущем дне рождения** в 1962 году, **но это было в будущем, а кто может загадывать на год вперед в будущее»**?*

Еще больше увеличился «шаг» - отсчет уже идет на годы.

12) *«Но действительно замечательным днем рождения был ваш день рождения **в год окончания школы. Двадцать один год и окончание школы»**!*

Это – «целевой» возраст, в который терапевт хочет регрессировать своего клиента.

Обратим внимание на то, что используются положительно эмоционально насыщенные события – праздники: рождество, Новый год, День Благодарения, 4 июля, день рождения.

Теперь рассмотрим общую схему техники замешательства, которую дает Эриксон.

Общая схема техники замешательства.

Я рад, что вы согласились быть субъектом	Совместное участие в совместной деятельности
Наверное, вы сегодня ели	Иррелевантно – скорее всего истинно
Все люди едят, хотя иногда они пропускают прием пищи	Истинное, банальное высказывание
Наверное, вы завтракали сегодня утром	Временное настоящее
Может быть вам захочется завтра съесть что-то из того, что вы ели сегодня	Будущее (косвенная импликация определенной идентичности прошлого и настоящего с будущим).
Вы ели это и раньше, может быть в пятницу, как и сегодня	Прошлое и настоящее и общая идентичность.
Может быть, вы захотите съесть это на следующей неделе	Настоящее и будущее
На прошлой неделе, на этой неделе, на будущей неделе - неважно	Настоящее, прошлое и будущее уравниваются
Четверг обычно бывает перед пятницей	Иррелевантная и истинная непоследовательность
Так было на прошлой неделе, Так будет на будущей неделе так есть на этой	Иррелевантно, осмысленно и истинно – но что это

неделе

Перед пятницей наступает
четверг и перед июнем
наступает май

Но перед этим был апрель –
(Здесь Эриксон приводит
стихотворение про апрель,
которое русскому человеку
ни о чём не говорит, но
которое все американцы
учат наизусть в начальной
школе. Наш возможный
аналог – «Апрель, апрель,
на дворе звенит капель»)

И март следует за февральскими
метелями, но кто
в действительности помнит
6 февраля

значит?
(Субъект мысленно бьётся
за то, чтобы осмысленно
связать все это будущее,
настоящее и прошлое,
объединенные
в осмысленное,
но неуместное
предложение)

Как это верно; но
отметьте   использование
настоящего времени
в связи между
вчерашним по отношению
к сегодня и маем

Это апрель из прошлого
(отдаленного прошлого),
и он также указывает на
конкретный момент из
жизни субъекта – его
школьные дни
(Это создаёт проблему
осмысленно связать это с
тем, что говорилось
раньше – это задача,
создающая
замешательство)

Теперь назад к марту,
затем к февралю.
6 февраля   лишь
добавляет замешательства
(заранее установлено, что
6 февраля не день
рождения или что-то
подобное; но и в этом
случае оно   лишь побудит

субъекта валидизировать этот день).

Дается задача памяти. *Он принесет июнь* (который уже состоялся), незаметно отодвигаемый в отдаленное будущее, потому что январь даётся в настоящем времени.

И 1 января это начало Нового 1963 года и *всего того, что он принесет*

Но в декабре было Рождество

Истинные, валидные, яркие воспоминания о прошлом декабре и подразумеваемое наступление 1963 года.

Но День Благодарения Предшествовал Рождеству и всем этим покупкам которые надо сделать и такой вкусный обед

Ноябрь 1962 *с настоятельной необходимостью сделать что-то в наступающем декабре*, эмоционально значимое воспоминание об обеде, все в 1962. (И было много Новых Годов, Рождественских праздников и Дней Благодарения и все они сильно эмоционально окрашены).

Далее Эриксон говорит:

«Затем можно продвигаться всё более крупными шагами, основанными на реальных истинных событиях – День труда, 4 июля, Новый год – вплоть до 21-го дня рождения и окончания колледжа как намеченного периода регрессии.

Несколько вопросов, даже с полностью незнакомым человеком, дадут достаточно информации, чтобы строить детали техники.

Во временной регрессии можно использовать любой небольшой ряд личностно осмысленных событий».

Другие техники дезориентации во времени

В реальной работе нет необходимости делать всё это в полном объеме для дезориентации во времени. Можно путать человека отдельно на минутах, часах, днях недели, месяцах, годах, временах года.

«Часто думают, что понедельник предшествует субботе, но на самом деле расстояние между субботой и понедельником меньше, чем расстояние между понедельником и субботой, так что на самом деле суббота предшествует понедельнику».

Финансисты разбивают год на недели. Но если обычному человеку сказать *«Сейчас двадцать седьмая неделя года»*, то это вызовет замешательство.

Хорошая тема для дезориентации во времени – игра на смене часовых поясов.

«Разница между Москвой и Ригой составляет один час. Так что в Риге мне пришлось перевести часы на час назад. А потом прямо из Риги мне пришлось лететь в Уфу. А разница между Москвой и Уфой составляет два часа. И я никак не мог понять: надо от московского времени отнять один час рижский и прибавить два уфимских, или наоборот, отнять два уфимских и прибавить один рижский. А из Уфы мне надо было позвонить в Париж. Я знал, что разница между Москвой и Парижем составляет два часа, и начал считать: от московского времени отнимаем один час рижский... прибавляем два уфимских... нет, пожалуй, один. Потому что мы один час уже отняли... или наоборот – три? Но тогда два часа парижских нужно отнять от того, что получилось, или прибавить? Пожалуй, надежнее будет от московского отнять два часа парижских и один час рижский, а потом прибавить два уфимских... или все же отнять? Интересно. А сколько сейчас времени во Владивостоке, ведь разница между Москвой и Владивостоком семь часов, но совсем не в ту сторону, что с Парижем, а наоборот...»

Можно путать на переходе с летнего времени на зимнее и наоборот. Можно рассказать о том, что ты купил календарь, но не заметил, что это прошлогодний календарь, и о том, как в нем не совпадали числа и дни недели, и ты думал, что двадцать третье – это четверг, а на самом деле это был понедельник, поэтому все встречи, которые ты назначил на вторник, не состоялись; люди пришли во вторник, а ты в субботу…

Можно сравнивать календари разных времен и народов, рассказать о том, что у одних народов Новый год в конце декабря, а у других – в апреле, а в России два Новых года – старый Новый год и новый Новый год, но новый Новый год наступает раньше старого, не говоря уже про Рождество, которых тоже два – католическое и православное, так что с одной стороны, Рождество перед Новым годом, но с другой стороны – после Нового года, потому что православное рождество после нового Нового года, но, тем не менее, перед старым Новым годом…

Дезориентация в пространстве

Как уже говорилось, использование с целью создания замешательства временной координаты называется дезориентацией во времени, а использование пространственной координаты – дезориентацией в пространстве. Дезориентация в пространстве действует ещё сильнее, чем дезориентация во времени, т.к. время невозможно увидеть, а пространство непосредственно воспринимается; и если человек не знает, где он находится в пространстве, то это действительно сильное замешательство.

С.Гиллиген выделяет две группы техник дезориентации в пространстве, которые он называет «Сдвиг внешней системы координат» и «Сдвиг внутренней системы координат».

«Сдвиг внешней системы координат» подразумевает, что для дезориентации человека в пространстве используются реальные окружающие предметы, на которые поочередно направляется его внимание.

Так же как и в случае дезориентации во времени, мы обратимся к исходной технике, разработанной Эриксоном; все остальные техники дезориентации в пространстве представляют собой её различные стороны, аспекты, грани.

Предыстория техники такова. В Америку приехал врач из Индии – доктор Говиндасвами (в дальнейшем – доктор Г.). Он изучал мышление шизофреников. Зная, что Эриксон занимается этой проблемой, он попросил его о консультации. Эриксон сказал, что он продемонстрирует ему кое-что.

Эксперимент заключался в следующем. Было поставлено квадратом четыре стула: A,B,C,D. На стуле A сидела секретарша Эриксона мисс К., стул B был пустым, на стуле C сидел доктор Г., на стуле D сидел Эриксон.

<table>
<tr><td>C
д-р Г.</td><td>D
Эриксон</td></tr>
<tr><td>B</td><td>A
мисс К.</td></tr>
</table>

Эриксон (обращаясь к ведущей записи мисс К., сидящей на стуле А) сказал:

*«Я хочу рассказать д-ру Г. кое-что о географии (термин «пространственная ориентация» сознательно избегался) и мне нужна ваша помощь... Вы должны сидеть там где находитесь **постоянно, постоянно, постоянно**, не двигаясь. Д-р Г. будет смотреть на вас и я тоже.*

*Я хочу, чтобы вы знали, что этот стул (указывая на А), на котором вы сидите, для вас **тут**, а тот (показывая на В) – **там**,*
*но для д-ра Г. этот стул (А) **там**, а **тот** стул (В) – **тут**,*
*но когда мы **перемещаемся по квадрату**, я нахожусь **тут** а вы **там**,*
*но вы знаете что вы находитесь **тут** и вы знаете что я **там**,*
*и мы знаем что **этот** стул (В) и д-р Г. находятся **там**,*
*но он знает что он **тут** а вы **там** и **тот** стул (В) **там** и я **там***
*и он и я знаем что вы и **тот** стул (В) **там**,*
*тогда как вы знаете что я **тут** и д-р Г. и **тот** стул (В) **там**,*
*но вы знаете что д-р Г. знает что он **тут** а вы **там** и что **этот** стул (А) **там** и что я, который **тут**, в действительности **там**,*

*и если бы **этот** стул (В) мог думать, он бы знал что вы **там** и что д-р Г. и я оба думаем что мы **тут** и что мы знаем что вы **там** даже если вы думаете что вы **тут**,*

*Так что трое из нас знают что вы **там** хотя вы думаете что вы **тут**,*

*но я **тут** и вы **там***

*и д-р Г. знает что он **тут**, но мы знаем что он **там**,*

*но он знает что вы **там** в то время как он **тут**».*

На этом заканчивается та часть эксперимента, которая поддается логическому анализу, потому что то, что происходило дальше, уже никакому анализу не поддается. А дальше происходило вот что. Эриксон, обращаясь к секретарше, сказал:

*«А теперь мисс К., сначала медленно, а затем всё быстрее и быстрее, пока вы не будете говорить с нормальной скоростью, объясните доктору Г., что хотя он думает что он **тут** а вы **там**, что вы **тут** и что он **там**, даже если я думаю что **этот** стул **тут** и я **тут** и вы **там** и когда вы скажете это быстро и д-р Г. начнёт понимать что он тут и что вы **там**, вы медленно перейдёте с **этого** стула (А) на **тот** (В), но удерживая его внимание на вашем объяснении того, как каждый из нас может думать что он **тут** а **быть там** или **быть там** и думать что он **тут**, и когда он увидит как вы сидите **там**, спокойно вернитесь. Продолжая объяснять и даже смеясь над ним из-за того что он думает что вы **там** в то время как вы **тут**, и не понимает что вы **там** в то время как он по-прежнему думает что вы **тут**».*

Мисс К. начала говорить сначала медленно, затем все быстрее, перемежая «там» и «тут» и постоянно перемещаясь с одного стула на другой.

У д-ра Г. появился горизонтальный нистагм, головокружение, тошнота и головная боль. И на этом эксперимент пришлось прервать.

Замешательство создавалось очень простыми приёмами: постоянное смещение точки отсчёта (поочерёдное указание из разных точек); удвоение или утроение точки отсчёта («и он и я знаем что…»); приём, который можно назвать «рефлексивным смещением точки отсчёта» («Вы знаете что доктор Г. знает что…») и рассогласованные характеристики одной и той же точки («этот стул там, а тот стул – тут»).

Практическое использование сдвига внешней системы координат

На практике нет необходимости выполнять это в полном объёме в реальной ситуации. Это иногда делается «точечно», одной фразой. Так, Эриксон мог сказать своему пациенту: «Сядьте на этот стул справа от меня», показывая на стул, стоящий слева. При этом происходит рассогласование жеста и речи; это мощный фактор, создающий замешательство. Это замешательство, регулярно возникающее у русских в Болгарии, когда тебе говорят «да» и при этом отрицательно качают головой.

Для использования этой техники нет необходимости в четырёх позициях (четыре стула); достаточно двух позиций – терапевта и клиента.

«Сдвиг внутренней системы координат» подразумевает, что внимание поочерёдно обращается на воображаемые объекты. С целью дезориентации в пространстве по типу «Сдвиг внутренней системы координат» можно использовать любые мысленные перемещения в пространстве. Можно путать север, юг, восток и запад, верх и низ, предлагать мысленно подняться в глубину самого глубокого моря или спуститься на вершину самой высокой горы.

Пример

Иногда в детстве было так приятно лежать на траве и смотреть на белые облака в синем небе, и мечтать о том, чтобы плыть с этими белыми облаками по синему небу... далеко-далеко... и может быть посмотреть вниз... и увидеть там себя... лежащего на траве... и смотрящего на самого себя... плывущего по синему небу... с белыми облаками...

Одновременно это – диссоциация.

Антонимы

Берется противоположная пара понятий, которые перемешиваются так, что человек полностью в них запутывается. Пара может быть любой: «сон – бодрствование», «сознание – бессознательное», «Помнить – забывать».

Пример: «Долг – свобода»

Вы хотите быть свободной, чтобы помогать своей семье. Но вы не можете чувствовать себя свободной, потому что у вас есть долг перед обществом. Из-за долга вы не свободны. С другой стороны, у вас есть долг перед своей семьей. Но вы не свободны из-за долга, поэтому вы не можете выполнять свой долг перед семьей. Для того, чтобы иметь возможность выполнять свой долг, вы должны быть свободны от долга перед обществом. Таким образом, только свобода от долга даст вам возможность выполнять свой долг, потому что вы не может выполнять свой долг до тех пор, пока не освободитесь от долга. Только свобода от долга даёт возможность действительно свободно выполнять свой долг.

Можно вспомнить знаменитую фразу Эриксона, построенную на паре «Знать – не знать»:

«Есть что-то, что вы знаете, но вы не знаете, что вы это знаете. Как только вы узнаете, что это такое – то, что вы знаете, но не знаете, что вы это знаете, ваша проблема исчезнет».

Если у терапевта на это хватает объёма внимания и памяти, то можно использовать две противоположные пары понятий и даже больше.

На основе этого приёма нами была разработана техника для работы с сопротивлением – с клиентами, которые не входят в транс, потому что боятся потерять контроль.

Техника для работы с сопротивлением

Прежде всего, я попрошу вас выделить часть самого себя, которая не будет входить в транс и будет всё контролировать.

Так что другая часть может спокойно входить в транс, зная, что есть часть, которая не входит в транс.

Мы знаем, что у каждого человека есть сознание и бессознательное.

Так что у части, которая не входит в транс, есть сознательная часть и бессознательная часть.

У той части, которая входит в транс всё глубже и глубже тоже есть сознательная часть и бессознательная часть.

Так что мы имеем сознательную часть части, входящей в транс, бессознательную часть части не входящей в транс, бессознательную часть части входящей в транс и сознательную часть части не входящей в транс.

Известно, что бессознательному известно то, что происходит в сознании, но сознанию не известно то, что происходит в бессознательном.

Поэтому сознательная часть части входящей в транс может знать о том, что её бессознательная часть входит в транс, но она не знает о том, входит ли в транс бессознательная часть части не входящей в транс, в то время как бессознательная часть части не входящей в транс знает о том, что сознательная часть части входящей в транс, так же как и её бессознательная часть, входят в транс всё глубже и глубже.

В свою очередь, если бессознательная часть части не входящей в транс входит в транс, то её сознательная часть не может знать об этом, точно так же как и сознательная часть части входящей в транс, тогда как бессознательная часть части входящей в транс знает о том, что бессознательная часть части не входившей в транс входит в транс всё глубже и глубже.

Если же сознательная часть части не входящей в транс всё-таки войдет в транс, то об этом будет известно бессознательной части части не входившей в транс, которая входит в транс всё глубже и глубже, и бессознательной части части, входящей в транс, но не сознательной части части, входящей в транс, которая находится в глубоком трансе, как и сознательная часть части, не входившей входящей в транс.

Поэтому можно позволить глазам закрыться.

И позволить любой из этих частей слушать или не слушать то, что я говорю, чувствуя себя свободно и комфортно, потому что есть часть сознательная и часть бессознательная и наоборот.

Так что можно просто позволить прийти приятным образам, ощущениям, воспоминаниям, звукам, может быть даже запахам, и погрузиться в них всё глубже и глубже. В то время как я рассказываю историю о... (терапевтическая метафора).

Двойное наведение

Эта техника создает сильное замешательство. «Двойное наведение» - это когда два терапевта работают одновременно.

Иногда эту технику называют «Цыганский гипноз»; цыгане используют двойное, тройное, четверное и т.д. наведение; при этом используется еще и тактильная стимуляция – хватают за руки, за плечи и пр.

Техника выполняется следующим образом. Два терапевта размещаются по сторонам от клиента. Оба терапевта работают одновременно.

Самый простой вариант заключается в том, что оба терапевта осуществляют каждый свою работу независимо друг от друга.

Другой вариант заключается в том, что терапевты распределяют функции: тот, кто говорит в правое ухо, фактически обращается к левому полушарию, и он может быть более логичным и последовательным. Тот, кто говорит в левое ухо, обращается к правому полушарию, и он может быть более образным и метафоричным.

Терапевты могут согласовываться по сюжету, но это требует определенной «сыгранности» в паре терапевтов. Они могут также распределить функции: один занимается, скажем, творческим развитием клиента, другой – его здоровьем.

При этом у клиента возникают любопытные впечатления: он может слушать то одного, то другого, он может пытаться слушать их одновременно. Иногда эти голоса для него странным образом синтезируются или дополняют друг друга, иногда он полностью от них отключается.

Метод эффективен, но в связи со своей «затратностью» (два терапевта на одного клиента) используется не часто.

7.4. Другие возможности создания замешательства

Помимо тех основных техник, которые мы рассмотрели, имеются и другие возможности для создания замешательства. Вообще эта тема дает большой простор для творчества. Например:

Перенос качеств с одного объекта на другой

Спинка шкафа, дверка стула, локти ног, колени рук, видеть ушами, слышать глазами и т.д.

Противоречивая инструкция

«Да и нет не говорите, черное и белое не берите…»

«Пойди туда не знаю куда, принеси мне то, не знаю что…»

«Приди ко мне ни пешая, ни конная, ни голая, ни одетая, ни с подарком, ни без подарочка…»

Синестезии

Синестезия – это «смешение», «наложение» органов чувств. Так, некоторые музыканты видят звуки. Некоторые художники слышат, как звучит цвет. *Вы можете видеть этот запах…» «Можно слышать, как звучит этот цвет…».*

ГЛАВА 8. АМНЕЗИЯ

8.1. Роль и место амнезии в эриксоновском гипнозе

«Амнезия» означает «забывание».

В эриксоновском гипнозе амнезия играет существенную роль.

Во многих направлениях психотерапии основным терапевтическим моментом считается осознание – осознание своих проблем и их причин. Однако это не всегда так; слишком часто человек осознаёт причины своей проблемы и в результате имеет две проблемы – исходную проблему, которая никуда не делась, и осознание причин, с которыми теперь тоже надо что-то делать.

В эриксоновском подходе апеллируют к бессознательному. Это оно является источником творческих, позитивных изменений.

Выше говорилось о том, что часто проблема – это результат тех ограничений, которые накладывает сознание. Поэтому желательно укрыть от осознания терапевтическую работу, или хотя бы её основную часть, чтобы клиент не накладывал вновь ограничения сознания. Самый надёжный способ сделать это – способствовать её забыванию. Если человек будет помнить всю терапевтическую работу, он будет её анализировать. «Зачем он мне это говорил? Чего он от меня хочет? Ах, вот это! Так ведь я же знаю, что я этого не могу!».

А когда он не помнит о терапевтической работе, внушения, метафоры терапевта порождают ассоциации, запускают внутренний поиск, внутреннюю работу. Она скрыта от осознания, она разворачивается в своем темпе; это похоже на то, как созревает плод. И когда плод созрел – когда происходит изменение – для человека оно происходит как бы «само по себе». Когда это изменение осознается – оказывается, что он уже сделал шаг или два в том направлении, которое раньше считал для себя невозможным. Ну а дальше – как говорил Эриксон, изменение работает по механизму снежного кома.

Техники, направленные на создание амнезии, используются фактически в каждом сеансе. Дж.Хэйли отмечал, что Эриксон был мастером амнезии; он использовал её как в гипнозе, так и в обычных социальных отношениях.

Дж.Зейг писал о том, что предложение испытать амнезию содержалось практически во всех наведениях Эриксона.

Амнезия является одним из классических гипнотических феноменов; она часто возникает спонтанно. Даже когда амнезия не структурируется специально, клиент (а часто и терапевт, поскольку он находится в трансе терапевта) забывает существенную часть сеанса. Даже непосредственно после сеанса забывается какая-то его часть, а когда проходит некоторое время, забывается очень многое. Некоторые авторы считают, что спонтанная посттрансовая амнезия свидетельствует о доверии клиента к терапевту: он не считает нужным запоминать и анализировать каждое слово.

Однако на спонтанное возникновение амнезии особо рассчитывать не следует. Неизвестно, возникнет она или не возникнет, неизвестно, на что она будет направлена. Если клиент тревожен и недоверчив, он, напротив, постарается запомнить всё, что говорил терапевт, чтобы поразмыслить об этом на досуге. Поэтому обычно используются техники, направленные на создание амнезии. Эриксон разработал целый ряд таких техник.

Не надо забывать, что ни одна техника не гарантирует возникновения амнезии. Они лишь способствуют ее возникновению, повышают шансы на то, что амнезия возникнет. Поэтому обычно используется несколько техник, потому что неизвестно, какая из них сработает. Создаётся двойной, тройной «запас прочности». Так что когда какая-то из использованных техник сработала, нельзя точно сказать, какая именно (и вполне возможно, что они сработали совместно).

8.2. Прямое внушение

Прямое внушение на амнезию – это классический метод, который используется в традиционном гипнозе.

«Вы забудете все, что я вам говорил».

«Вы не будете помнить ничего из того, что происходило в гипнозе».

Как всякое прямое внушение, прямое внушение на амнезию авторитарно и у многих людей может вызывать сопротивление – а следовательно - и прямо противоположный эффект. Кроме того, простота этого внушения – кажущаяся. На самом деле его выполнение требует осуществления достаточно сложной когнитивной деятельности: сначала определить, что именно нужно не помнить, а затем каким-то образом убрать это из памяти.

Эриксон установил очень интересный факт. Прямое внушение в гипнозе работает не очень хорошо, но зато оно хорошо работает без гипноза, в повседневных ситуациях, при условии, что оно даётся однократно, небрежно и на пике эмоционального возбуждения.

8.3. Фигура-фон

В гештальт-психологии хорошо известен феномен, который называется «фигура-фон». Он заключается в том, что если сосредоточить внимание на какой-либо части поля восприятия – т.е. сделать её «фигурой» - то всё остальное уходит в «фон» и фактически перестает восприниматься. Это иллюстрируется знаменитыми зрительными иллюзиями «Две вазы или два профиля» (если вы видите вазы, вы не видите профилей и наоборот) и «Старуха или молодая женщина» (если вы видите старуху, вы не видите молодую женщину и наоборот). По аналогии с этим феноменом данную технику создания амнезии можно обозначить как «фигура-фон».

Техника заключается в том, что клиенту не предлагают забывать – наоборот, ему предлагают запомнить, но запомнить что-то одно. Т.е. из всего содержания сеанса внимание клиента фиксируется на чём-то одном, что-то одно (например, одна метафора) выводится в «фигуру»; при этом остальное уходит в «фон» и забывается. Конечно, выделяется не главное, не основное в терапевтической работе. Если речь идет о метафорах – выделяется не основная терапевтическая метафора (та, которую терапевт считает основной), а какая-то другая.

Выделить можно разными способами:

1) Прямо предложить что-то запомнить. *«Вы можете запомнить эту китайскую историю, которую я вам рассказал»*. Клиент запомнит китайскую историю; при этом много шансов на то, что он забудет французскую, норвежскую и польскую.

2) Создать т.н. мнемическую установку – т.е. установку на запоминание. *«Сейчас я расскажу вам историю, которую попрошу пересказать мне после сеанса»*. Для того, чтобы пересказать конкретную историю, клиент будет вынужден запоминать её – а следовательно, забывать все остальные.

3) Предложить найти в истории какой-то особый смысл. *«В той истории, которую я сейчас расскажу, содержатся очень важные для вас смыслы».*

4) Дать прямое внушение на забывание для того, чтобы спровоцировать сопротивление и привлечь внимание к конкретной истории: *«Эту историю забудьте от первого до последнего слова».* Получается интересный вариант – косвенное использование прямого внушения.

5) Включить в историю подробное описание или яркие эмоциональные моменты.

6) Удивить. Например, рассказать очень известную историю («Красная шапочка», «Золушка» и т.д.) с необычным поворотом сюжета.

7) Использовать феномен Зейгарник. Феномен Зейгарник заключается в том, что незавершенное действие запоминается лучше завершенного. Этот феномен можно использовать для создания амнезии. Если одну из метафор оставить незавершенной, много шансов на то, что клиент запомнит именно эту метафору и забудет остальные.

8.4. Мотивация на забывание

Дать клиенту понять, что он получит больше пользы от транса, если забудет его, чем если будет его помнить. Т.е дать понять, что были запущены внутренние процессы изменения, и что позволить им осуществиться важнее, чем любопытствовать, как именно они были запущены.

Например: *«Когда выходишь из транса, забыв почти всё то, что в нём было пережито, это позволяет бессознательному осуществить всю необходимую работу целиком на бессознательном уровне, в самых оптимальных условиях»*

8.5. Трудность запоминания

О забывании вообще ничего не говорится; говорится о том, как трудно запоминать.

Например: *«Запоминать трудно... когда нужно было запомнить стихотворение... или правило... это требовало много усилий... а когда пытаешься вспомнить, выясняется, что ты забыл... и опять надо затрачивать усилия... слишком много усилий... и нет никакой необходимости затрачивать усилия... когда можно просто расслабиться и позволить происходить тому что происходит... само по себе... легко... комфортно... приятно...».*

8.6. Косвенные внушения

Для создания амнезии используются косвенные внушения. Не все, не в полном объеме, но некоторые из них, наиболее подходящие для этой цели.

А) *Контекстуальное внушение*

*«... Иван-царевич многое **позабыл** из того, что ему пришлось пережить,... но он не **забыл**, для чего он пришёл сюда... он не **забыл**, что ему нужно освободить Марью-царевну...»*

Б) *Импликация*

«И я не знаю, что из всего этого вы доверите сознательной памяти, а что предоставите бессознательному...»

В) *Трюизмы*

Банальности на тему забывания. Например:

«Человек многое забывает... люди забывают имена... номера телефонов... назначенные встречи... даты...»

«Обычно человек некоторое время помнит свой сон, а потом его забывает...»

Г) *Метафора*

Рассказ о ком-то, кто что-то забывает.

«Когда исследователи опросили бывших пациентов Милтона Эриксона, выяснилось, что после сеанса они забывали почти всё, что он им говорил...»

Д) *Составное (контингентное) внушение*

«С каждой минутой, с каждым часом, с каждым днем это все больше будет уходить в бессознательное...»

«По мере того как проходит время, сознательный разум всё больше и больше освобождается от того, что можно доверить бессознательному...»

8.7. Переключение внимания

Терапевтическая работа – внушения, метафоры – порождают у клиента определенные ассоциации. Переключение внимания как бы «рассекает» эти ассоциативные цепочки, и они уходят в бессознательное – забываются.

Переключение внимания осуществляется в двух формах: в конце сеанса – как отвлечение, и по ходу сеанса – как собственно переключение.

А) Отвлечение

Сеанс завершается, и в тот момент, когда клиент выходит из транса, когда осуществляется реориентация, ему задается отвлекающий вопрос, не имеющий никакого отношения ко всему предыдущему. Например:

«А вы в отпуск в этом году куда собираетесь?»

«Вы на горных лыжах катаетесь?»

Обычная реакция клиента – недоуменный вопрос: «Что?».

-       *Ничего, это не важно.*

Б) Переключение

Переключение используется по ходу сеанса; его можно делать неоднократно. Прошла одна сюжетная линия – переключение – другая сюжетная линия – переключение, и т.д. При такой работе целые куски имеют тенденцию «выпадать» из памяти.

С целью переключения часто используется переключение каналов телевизора. Например (клиент уже находится в трансе):

«Вы сидите перед телевизором и переключаете каналы. На одном канале идут новости, на другом – спортивная передача, на третьем – ток-шоу, и вы переключаете каналы, и на одном из каналов показывают фильм. Он вызывает у вас интерес. Это фильм о геологах... о людях, которые ищут то, что скрыто в глубине... (даётся терапевтическая метафора). И вы переключаете каналы... на одном канале – ток-шоу... на

другом – новости... на третьем – спортивная передача... и может быть, это ваш любимый вид спорта... и может быть, здесь будет что-то запоминающееся...(использование техники «фигура-фон»).

8.8. Использование образов

Простой, лёгкий, приятный и эффективный способ вызвать амнезию. Рассказывается терапевтическая метафора, и после неё даётся образ, направленный на стирание, смывание, исчезновение и т.д. Это можно сделать один раз – перед завершением сеанса, а можно сделать несколько раз по ходу сеанса – после терапевтической метафоры или внушения.

Например:

«И может быть, это похоже на то, что было когда-то в школе... когда кончался урок, и ты выбегал на перемену... и забывал всё, о чем говорила учительница... это всё становилось неважным... у тебя были свои дела, свои интересы... а учительница брала влажную губку... или тряпку... и стирала с доски всё, что на ней было написано... буквы... слова... фразы...»

Или так:

И это похоже на то, как ребёнок... мальчик (или девочка – в зависимости от пола клиента)... рисует на песке... буквы... слова... знаки... фигуры... и набегает волна... и уходит... и стирает всё... и остается просто чистый гладкий песок... на котором снова можно будет написать что-нибудь...

Можно использовать любой аналог стирания: стирание рисунка или записи ластиком, стирание аудиозаписи, стирание видеозаписи, стирание на компьютере. Стирание на компьютере – хорошая аналогия, потому что то, что стирается, не исчезает навсегда и при необходимости может быть восстановлено – своеобразный аналог бессознательного.

8.9. Диссоциация

Базовая диссоциация «сознание-бессознательное» может быть использована для создания амнезии.

Примеры:

«Сознательный разум забывает, в то время как бессознательное запоминает...»

«Бессознательное запоминает, в то время как сознательный разум забывает...»

«Ваш сознательный разум может наблюдать возникающие образы, в то время как ваш бессознательный разум может отслеживать изменяющиеся ощущения в теле ...»

В последнем примере сознание и бессознательное заняты разными видами деятельности, но ни тот ни другой не имеют отношения к запоминанию.

8.10. Замешательство

Замешательство, как и переключение, можно использовать непосредственно перед завершением сеанса, а можно и несколько раз в течение сеанса, «разрывая» таким образом сюжетные линии.

Примеры:

«И я напоминаю вам, чтобы вы не забыли о том, что нет никакой необходимости помнить то, что следует забыть...».

«Вы можете забыть это вспомнить сознательно или вспомнить забыть бессознательно, или вы можете бессознательно забыть о том, что сознательно вы не забыли бессознательно запомнить то, что забыто сознательно или наоборот...»

«Я не знаю, то ли вы забудете что-то важное и запомните что-то несущественное, или наоборот, запомните что-то неважное и забудете что-то существенное».

Это еще и двойная связка.

8.11. Структурированная амнезия

Это одна из наиболее оригинальный техник, разработанных Эриксоном для создания амнезии.

В психологии памяти есть так называемый «Закон края»: лучше запоминаются первый и последний члены ряда. Когда первый и последний члены ряда полностью идентичны, они имеют тенденцию смыкаться в одно событие, а всё, что находилось между ними, «выпадает» из памяти. На этом и построена техника «Структурированная амнезия».

Техника выполняется следующим образом. В самом начале сеанса, перед наведением транса выполняется так называемое «якорение». При завершении сеанса, в момент реориентации, выполняется второе якорение, в точности воспроизводящее первое. Схематически это выглядит следующим образом:

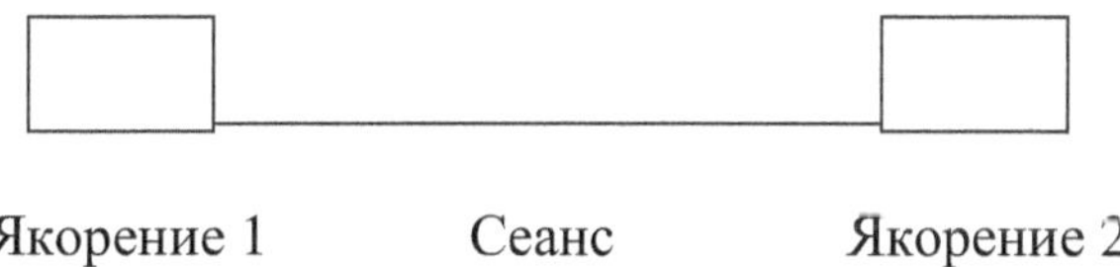

Якорение 1   Сеанс   Якорение 2

Первое и второе якорение как бы «слипаются» в одно событие, а весь сеанс целиком «выпадает».

Якорением может быть любое слово, фраза, жест. Например, терапевт смотрит на часы перед началом сеанса, а в тот момент, когда клиент открывает глаза и реориентируется – вновь смотрит на часы. Этого вполне достаточно.

Этот жест можно сопроводить словами. Можно посмотреть на часы перед началом сеанса и сказать: «Со временем у нас всё в порядке». В момент реориентации ещё раз взглянуть на часы и вновь повторить эту фразу.

Отвлечение обычно выполняется после второго якорения, тем самым, усиливая его эффект.

8.12. Встроенная метафора

Это, пожалуй, самая эффективная из техник создания амнезии. Она построена на том же принципе, что и структурированная амнезия, и представляет собой её дальнейшее развитие. В некоторых источниках эта техника обозначается как «Тройная спираль Милтона Эриксона». Встроенная метафора выполняется следующим образом.

Клиент находится в трансе.

1) Терапевт начинает сопровождение – и прерывает его, не завершая.

2) Начинает метафору изменения - и прерывает её, не завершая.

3) Полностью дается терапевтическая метафора.

4) Завершается метафора изменения.

5) Завершается сопровождение.

Схематически это выглядит следующим образом:

1. Сопровождение   5. Сопровождение

2. Метафора   4. Метафора

изменения   изменения

3. Терапевтическая

метафора

Это похоже на технику структурированной амнезии; но если там первый и последний элементы были идентичными, то здесь второй является продолжением и завершением первого, причем это делается дважды: завершается сопровождение и завершается метафора изменения. Тем самым сопровождение «смыкается» в одно целостное событие, а то, что было внутри «разрыва», имеет тенденцию выпадать; то же самое происходит и с метафорой изменения. В результате клиент практически наверняка запомнит сопровождение; есть шансы на то, что он забудет метафору изменения, и, наконец, много шансов на то, что он забудет основную терапевтическую метафору. Таким образом, основная терапевтическая метафора «запрятывается» «на донышке» встроенной метафоры от запоминания – а тем самым от осознания и анализа. А основная терапевтическая метафора – это то послание, которое терапевт адресует клиенту.

Пример:

Выполняется сопровождение. Клиент гуляет где-нибудь на природе. Начинается метафора изменения:

«И когда находишься на природе, какое-нибудь дерево может привлечь твоё внимание… это дерево не всегда было таким большим, как сейчас… когда-то оно было просто маленьким семечком, которое попало в землю и проросло… и у него появился корешок, который устремился вниз… и росток, который устремился вверх…» и т.д. – скажем, до того момента, когда дерево выросло. Вводится терапевтическая метафора:

«И это напоминает историю о том, как ученик пришёл к учителю, чтобы спросить у него совета…» Полностью рассказывается терапевтическая метафора.

Затем завершается метафора изменения:

«И летом дерево покрыто свежей зелёной листвой… а потом приходит осень… изменяются цвета, оттенки…» и т.д.

И завершается сопровождение: *«И можно продолжать… продвигаться… в своем темпе… и можно видеть то, что тебя окружает… слышать звуки этого места…»* и т.д.

Можно выстроить множественную встроенную метафору – своеобразную «матрешку», где на донышке «запрятана» основная терапевтическая метафора. Количество «ступенек» в такой множественной встроенной метафоре зависит исключительно от творческого воображения и объёма памяти и внимания терапевта.

Сеанс с использованием множественной встроенной метафоры, в котором все обрамляющие метафоры являются метафорами изменения

Клиент формулирует проблему или ставит цель.

*Я **забыл**, как вас зовут?* (Первое якорение и контекстуальное внушение на амнезию.).

Ответ клиента.

Вы знаете, что сейчас вам ничего не нужно делать. Можно просто устроиться удобно… услышать окружающие звуки… осознать положение своего тела… почувствовать на себе одежду… ощутить свое дыхание… может быть, позволить глазам закрыться… (Рука выводится в каталепсию) *и по мере того как рука опускается… медленно… сама по себе… позволить этому трансу углубляться… и когда рука опустится… это будет хороший транс… того уровня, который необходим сейчас для той внутренней работы, которая должна быть проделана сейчас…*

(Рука опустилась).

И можно подумать о том… что в разные времена, в разных странах, у разных народов… существовали различные способы, которые помогают разрешать проблемы… и достигать своих целей… и один из таких способов… который издавна практикуется на Востоке… заключается в том, чтобы обратится к более старшему и мудрому… к учителю…

А учитель обычно живет вдали от людей… часто – в горах… и для того, чтобы отправиться к учителю… надо на время **оставить позади***… все свои повседневные дела и заботы… и отправиться в путь… и когда ты подходишь к подножью горы и начинаешь подъём… ты оказываешься в лесу… который растёт в нижней части горы… и можно продвигаться… постепенно поднимаясь… и видеть всё, что тебя окружает… деревья… кусты… траву… и слышать звуки этого места… может быть, хруст сучка под ногой… может быть, шорох ящерки, юркнувшей в траву… И чувствовать… иногда тепло солнечных лучей на своей коже… иногда прохладу тени… может быть, чувствовать запахи… и к телу могут приходить эти специфические ощущения… которые испытываешь при подъёме…*

И когда кончается лес, начинаются горные луга… и твой путь лежит среди всего этого многоцветья… разнообразия форм и красок… под высоким небом… с которого доносится птичья трель… и можно продвигаться… в своём собственном темпе… поднимаясь при этом всё выше и выше…

И когда заканчиваются луга… там, на границе лугов и скал… живёт учитель… и ты обращаешься к нему со своей просьбой… и он выслушивает тебя... и говорит, что сможет тебе помочь... он говорит, что для того, чтобы помочь тебе, он обучит тебя особой технике медитации.

И он ведёт тебя в тихое укрытое место среди скал... и расстилает на земле коврик, сплетённый из стеблей тростника... и предлагает сесть на него в эту особую позу для медитации... и когда ты садишься в эту особую позу, ты видишь, что стебли тростника, из которых сплетён коврик, образуют определённый узор...

И учитель предлагает тебе закрыть глаза... и расслабиться... и он предлагает тебе начать дышать особым образом... всей поверхностью тела... каждой клеточкой своего тела... с каждым вдохом вдыхая чистую, свежую энергию... которая устремляется к тебе из всего Космоса... со всей Вселенной... и с каждым выдохом выдыхая всё лишнее... всё ненужное... всё то, что мешает... вдох (на вдохе клиента)... и выдох (на выдохе клиента)... вдох и выдох... вдох и выдох... всей поверхностью тела.... Каждой клеточкой... и могут происходить интересные изменения... может возникать ощущение тепла... могут изменяться границы тела... тело может растворяться и ты можешь чувствовать себя одним целым со всей Вселенной... со всем космосом... и это может полностью захватить твоё внимание... и ты не слушаешь, что говорит учитель...

Основная терапевтическая метафора:

А он рассказывает историю о том, как господь создал мир... и создал человека... и решил скрыть от человека самую главную тайну – тайну того, как устроен мир и сам человек... и он обратился к своим помощникам за советом – где спрятать самую главную тайну?

И один помощник сказал:

- Давайте мы спрячем её на вершине самой высокой горы.

- Нет, - сказал Господь, - человек любопытен и настойчив, он поднимется на вершину самой высокой горы и откроет тайну.

- Тогда, - сказал другой помощник, - давайте спрячем её в глубине самого глубокого моря.

- Нет, - сказал Господь, - человек любопытен и настойчив, он

опустится в глубину самого глубокого моря и откроет тайну. Мы спрячем её там, где ему никогда не придет в голову искать её – мы спрячем её внутри него самого.

И это неважно…

Метафора изменения (изменился способ дыхания):

И учитель предлагает тебе изменить способ твоего дыхания. Ты по-прежнему вдыхаешь всем телом, каждой клеточкой, вдыхая чистую, свежую энергию, которая устремляется к тебе из всего Космоса, со всей Вселенной… а на выдохе ты как бы закрываешь поры и выдыхаешь внутрь тела… и энергия накапливается… с каждым вдохом и выдохом (в соответствии с ритмом дыхания клиента)… с каждым вдохом и выдохом… накапливается всё больше и больше энергии… которая позволит… разрешать проблемы… преодолевать трудности… достигать цели…

Вдох – вдыхаешь энергию… выдох – оставляешь её внутри тела… вдох… и выдох… вдох… и выдох…

И учитель говорит тебе, что ты сможешь использовать… это особое дыхание… когда это будет необходимо… когда тебе надо будет зарядиться энергией…

И когда энергии накопилось достаточно, медитация завершается.

Метафора изменения (изменился узор на коврике):

И сидя на коврике, сплетённом из тростника, в тихом, укрытом месте среди скал, ты открываешь глаза… и видишь, что узор на коврике изменился…

И ты благодаришь учителя и прощаешься с ним… и отправляешься в обратный путь…

Метафора изменения (изменились цвета, звуки и т.д.):

И твой путь лежит среди горных лугов… среди этого многоцветья… разнообразия форм и красок… под высоким небом… с которого доносится птичья трель… и ты продвигаешься в своём собственном темпе… и можно заметить… что цвета стали ярче… и небо выше и чище… и птичья трель доносится звонче… и дышать стало легче...

Метафора изменения (идти стало легче):

И когда кончаются луга... начинается лес... и можно продвигаться... в своём темпе... постепенно возвращаясь...и видеть всё, что тебя окружает... деревья... кусты... траву... и слышать звуки этого места... может быть, хруст сучка под ногой... может быть, шорох ящерки, юркнувшей в траву... И чувствовать... иногда тепло солнечных лучей на своей коже... иногда прохладу тени... может быть, чувствовать запахи... и к телу могут приходить эти специфические ощущения... которые испытываешь при спуске... и можно заметить... что в лесу стало словно просторнее.. и светлее... и идти стало легче...

Выведение из транса:

И когда ты выходишь из леса... полностью спустившись с горы... ты с каждым шагом все больше и больше возвращаешься... к своим повседневным делам... и когда ты будешь полностью готов к тому, чтобы вернуться... чувствуя себя хорошо... можно будет сделать глубокий вдох... чуть-чуть потянуться... и открыть глаза...

Клиент открывает глаза.

*Я **забыл**, как вас зовут?* (Второе якорение и контекстуальное внушение на амнезию).

- Ответ клиента.

- *А кто вы по профессии?* (Отвлечение).

- Ответ клиента.

- *Впрочем, это неважно.*

ГЛАВА 9. ГИПНОАНАЛИЗ

Выше говорилось о том, что эриксоновский гипноз позволяет успешно работать с проблемой, не зная её причины. Однако иногда бывает нужно выяснить причину. Существует большой раздел техник, которые позволяют в трансе выйти на причины проблем и симптомов. Они объединены под общим названием «Гипноанализ».

Очень часто эти техники – диагностико-терапевтические; одновременно с диагностикой осуществляется терапевтическая интервенция.

Фактически все диагностические техники сводятся к одному: осуществляется обращение к бессознательному с просьбой показать причины проблемы или симптома. Всё остальное – это более или менее сложное, более или менее прямое или косвенное обрамление, которое помогает выполнить эту задачу.

9.1. Визуальная аналоговая шкала

Визуальная аналоговая шкала (Visual Analogical Scale) - это любая шкала, которая позволяет что-то количественно измерить. Обычно используется шкала от 0 до 10 или от 0 до 100 – потому что они привычны и часто встречаются в опыте.

Шкалу можно использовать в следующих целях.

1. *Заключение так называемого «терапевтического договора»*

Человек изложил свою жалобу (тревога, напряжение, депрессия и т.д.); терапевт рисует на бумаге вертикальную шкалу от 0 до 100 и говорит:

– Ноль на этой шкале означает полное отсутствие тревоги (напряжения, депрессии и т.д.). Сто – максимальный уровень тревоги (и др.), который может выдержать человек. Покажите, пожалуйста, какой у вас уровень тревоги прямо сейчас.

Клиент может об этом сказать, или можно дать ему ручку, чтобы он сам отметил.

Обычно уровень симптома, причиняющий беспокойство, находится на уровне около 70 – 80. Если клиент указывает 100, то, скорее всего, он преувеличивает интенсивность своего страдания. Затем задается вопрос, направленный на оценку реалистичности ожиданий клиента:

-       А какой уровень тревоги (напряжения, депрессии и т.д.) вы бы хотели иметь в результате нашей с вами работы?

Если указывается уровень 20 – 30 – это нормально; это указывает на реалистичные ожидания. Если указывается «0», ожидания нереалистичны. Их желательно скорректировать.

2. Контроль результата

После того, как проведено оговоренное количество сеансов, клиенту вновь предъявляется шкала; его просят отметить, на каком уровне сейчас находится его симптом или проблема. Здесь возможны варианты.

Предположим, что в качестве цели был зафиксирован уровень «20».

А) Клиент указывает уровень 20; все хорошо, цель достигнута, Работа завершена.

Б) Клиент указывает уровень 30; это не тот результат, к которому он стремился, но он чувствует, что и с этим уровнем можно жить, и его это устраивает. Работа завершена.

В) Клиент указывает уровень 30 (или больше) но в ходе работы с терапевтом он обучился самогипнозу, научился контролировать свой симптом, и это его устраивает. Работа завершена.

Г) Заранее зафиксированный результат не достигнут и клиента это не устраивает. Можно продолжать работать – при наличии обоюдной договоренности.

3. Текущий мониторинг

Можно использовать шкалу на каждом сеансе, чтобы отслеживать текущие изменения. Можно предъявлять её до и после применения техники, чтобы посмотреть, как сработала техника.

4. Инструмент изменения

Шкала используется как инструмент, позволяющий изменять интенсивность симптома. Для этого, например, к ней можно мысленно приделать ручку.

9.2. Ключи Ле Крона

Одним из тех, кто ввел в гипноз использование пальцевого идеомоторного сигналинга и активно его пропагандировал, был гипнотерапевт Ле Крон. Ле Крон посвятил много времени и сил изучению причин проблем и симптомов с помощью пальцевого сигналинга. Он обобщил свой опыт и установил, что все причины проблем и симптомов можно отнести к весьма ограниченному числу групп, или областей. Эти группы причин получили название «Ключи» Ле Крона.

Этих «Ключей» - семь; в некоторых пунктах есть подпункты «А» и «Б».

«Ключи» очень удобны в практическом плане. У клиента есть проблема или симптом. Наводится транс, делается постановка сигналинга, затем терапевт проходит по ключам и определяет ту область, к которой относится причина проблемы или симптома. Ну а дальше уже можно детализировать, если в этом есть необходимость.

Рассмотрим эти ключи.

1. Внутренние конфликты

Клиент в трансе, сигналинг поставлен, задаётся вопрос: *«Является ли причиной этой проблемы (этого симптома) наличие внутреннего конфликта?»* Вопрос можно сформулировать и иначе, например:

«Является ли причиной проблемы (или симптома) то, что одна часть тебя самого хочет чего-то одного, а другая – чего-то другого?»

2. Вторичная выгода

Вопрос можно сформулировать так: *«Является ли причиной симптома то, что он приносит какую-то пользу?»* Или: *«Является ли причиной симптома то, что он позволяет чего-то избежать?»*

3. Внушение

Имеются в виду чьи-то слова, которые когда-то были услышаны и сработали как внушение, а потом на уровне сознательного разума были забыты, но продолжают действовать. Иногда такие внушения повторяются, а иногда, когда они даны на пике эмоционального напряжения, запечатлеваются с одного раза. Часто такие внушения запечатлеваются в детстве, но не только. Такие внушения могут давать гадалки и экстрасенсы (впрочем, не понимая, что это внушения), например: «Твой муж – энергетический вампир. Если ты с ним немедленно не расстанешься, твой ребенок умрёт».

Вопрос можно сформулировать так: *«Являются ли причиной симптома (проблемы) чьи-то слова, которые были когда-то услышаны, а потом, возможно, позабыты, но продолжают действовать?».*

4. Язык тела

Под названием «Язык тела» Ле Крон имеет в виду, что симптом выражает какое-то эмоциональное или душевное состояние.

Вопрос можно прямо так и задать: *«Выражает ли этот симптом какое-то душевное или эмоциональное состояние?».*

5 А. Идентификация

Идентификация с кем-либо – стремление походить на кого-то. Человек настолько стремится походить на кого-то, что неосознанно воспроизводит его проблемы, симптомы, болезни – вплоть до смерти.

Вопрос по этому «ключу» можно задать так: *«Выражает ли этот симптом (проблема) стремление походить на кого-то?»*

5 Б. Контридентификация

Контридентификация – стремление отличаться от кого-то.

Вопрос можно сформулировать так: *«Выражает ли этот симптом (проблема) стремление не быть похожим на кого-то, отличаться от кого-то?».*

6 А. Самонаказание

Человек симптомом (или проблемой) наказывает себя – за какой-то поступок, нарушение принципа, морального правила и т.д.

Вопрос можно задать так: *«Является ли причиной этого симптома (проблемы) стремление наказать себя?»*

6 Б. Наказание кого-то другого

Своим симптомом (проблемой) человек неосознанно стремится кого-то наказать – по принципу «Вот умру, тогда узнаете».

Вопрос можно так и сформулировать: *«Является ли причиной этого симптома (проблемы) стремление наказать кого-то?»*

7. Прошлый опыт

Имеется в виду повторение чего-то, что было в прошлом опыте самого субъекта. Например, неудачный первый сексуальный опыт может воспроизводиться с другими партнерами.

Вопрос можно задать так: *«Является ли причиной этого симптома (проблемы) повторение чего-то, что уже было в прошлом опыте?»*

К этим «ключам» можно добавить еще один, которого почему-то нет у Ле Крона. У него есть внушение, но отсутствует самовнушение. А самовнушение тоже может оказывать большое влияние. Его ещё можно назвать «Зароки и обеты». Это какое-то обещание, которое человек дает себе – часто в детстве или подростковом возрасте, как правило, очень эмоционально (а то, что запечатлевается с эмоцией, запечатлевается надолго даже с одного раза), а потом благополучно забывает об этом. А оно продолжает действовать.

Например, девочка-подросток видит, как у мамы рождается ещё один ребенок, и из-за этого мама не может окончить институт, или получить ту работу, о которой мечтала, и вообще это конец женской судьбы. И в ужасе говорит себе: «Никогда не буду иметь детей!».

Потом она про это забывает, потом вырастает и начинает лечиться от бесплодия. И никто ничего у неё не находит.

Вопрос можно задать так: *«Является ли причиной этого симптома (проблемы), какое-то обещание, которое когда-то было дано самому себе, а потом забыто?»*

Для этой техники нужен достаточно глубокий транс и достаточно хорошая диссоциация, чтобы получать действительно непроизвольную реакцию.

Даже если ответ «да» получен на одном из первых ключей – всё равно желательно пройти их все, т.к. причин может быть несколько.

После того, как с помощью «ключа» определена проблемная область, можно попробовать получить более детальную информацию (например, согласно ли бессознательное вывести внушение или самовнушение в сознание, каким именно оно было и т.д.), или попробовать заключить «сепаратный договор» с бессознательным: согласно ли оно избавить человека от симптома (проблемы) прямо здесь и сейчас; или, возможно, для этого нужно какое-то время – можно уточнить необходимое время; или оно согласно частично облегчить симптом, и т.д.

9.3. Визуализация

Клиенту, находящемуся в трансе, дается внушение, что симптом предстанет перед его разумом в конкретной форме: как живое существо, как цвет, звук, форма или фигура, или смешение всего этого. Затем представление симптома модифицируется или убирается.

Даниэль Араос приводит такой пример: симптом – преждевременная эякуляция. В трансе мужчина увидел крысу, которая грызла в нём электрический провод, ведущий от мозга к пенису. Ему предложили усилить провод металлической сеткой; это внушение не было принято (клиент сказал: «Крыса прогрызает провод»). Тогда было предложено другое изменение: по проводу прошёл сильный электрический разряд и убил крысу. Это внушение было принято, и симптом исчез.

Возможный вариант заключается в следующем. Надо выяснить, связан ли с образом цвет, звук, ощущение, форма, эмоция – и пробовать внести изменения в какой-нибудь из этих параметров. Если удаётся ввести изменения хотя бы в один из параметров, с большей лёгкостью удается ввести изменения в другие.

9.4. Разговор с частями

Для этой техники нужен достаточно глубокий транс и хорошая диссоциация, так что наводить надо достаточно долго и сделать углубление транса.

После наведения, углубления и диссоциации надо обратиться к части, ответственной за проблему (симптом). И предложить ей позволить приподняться указательному пальцу правой руки, когда она будет готова вступить в контакт.

Затем поблагодарить эту часть за то, что она согласилась вступить в контакт. И предложить ей пробудить мышцы губ и языка, воспользоваться речевым аппаратом и отвечать терапевту.

Прежде всего, надо попросить эту часть сказать, как её зовут, как к ней следует обращаться.

В ответ на вопрос «Как тебя зовут?» может прозвучать имя клиента, другое имя, часть может обозначить себя как «Часть» или дать себе наименование, например: «Зануда», «Кокетка», «Злюка» и т.д. В дальнейшем к ней надо обращаться так, как она сама себя назвала.

Если по первым ответам становится ясно, что ответы идут сознательные (т.е. клиент вышел на более лёгкий уровень транса), надо опять переключаться на пальцевый сигналинг и работать с ним – ответы «да» и «нет». Конечно, с помощью речи можно получить более детальную информацию.

Надо поблагодарить часть за сотрудничество; выразить уверенность, что она печётся о благе клиента, и спросить, почему она делает то, что делает; спросить, может ли помочь. Фактически, с частью вступают в переговоры, договариваются так же, как пыталась бы договориться с человеком, который по какой-то причине делает «это» (симптом, проблему).

Возможные варианты развития событий:

Может ли часть избавить клиента от симптома (проблемы) прямо сейчас? Если да – пусть делает.

Если нет – может быть, она может это сделать через какое-то время? В этом случае можно определить необходимое время.

Если не может избавить полностью – может быть, возможно частичное облегчение?

Если часть не может помочь – может быть, есть какая-то другая часть, которая может помочь? Если да – «вызывается» та часть, которая может помочь, и всё повторяется снова.

В завершение сеанса терапевт благодарит часть, прощается с ней, выводит клиента из транса

Если техника не пошла (все ответы – произвольные и осознанные), надо мягко переходить на другую технику.

9.5. Поход к мудрецу

Техника «Поход к мудрецу» существует в самых разных вариантах.

Мудрец – это архетипическая фигура. Обращаясь к мудрецу, человек, в конечном счёте, обращается к своему бессознательному. Мудрец может жить на вершине горы, в глубокой пещере, в чаше леса, на морском берегу и т.д. – в силу фантазии терапевта и предпочитаемого наведения и углубления. Встретившись с мудрецом, человек может задавать ему вопросы о себе, своей жизни и своих проблемах.

Можно обращаться к авторитету в своей области за профессиональными советами. Можно обратиться к Милтону Эриксону за советами в области гипноза.

Клиент может задавать сколько угодно вопросов, а можно и ввести ограничение на количество вопросов. Можно ограничить тремя вопросами или даже одним вопросом. Ограничение количества вопросов заставляет человека очень быстро просмотреть свою систему ценностей, чтобы определить, что же для него действительно важно.

Встречаются интересные варианты поведения клиентов при выполнении этой техники. Некоторые не входят к мудрецу, потому что не знают, какой вопрос ему задать. Это указывает на то, что у человека проблема с системой ценностей – ценности не иерархизованы, он не знает, что для него важно.

Некоторые знают, что спросить, но не входят потому, что боятся получить такой ответ, который их не устроит.

Если ответ получен – хорошо. Если же он не получен, или получен, но не понятен – даётся внушение, связанное со временем: *«Понимание придет позже»*, *«Это придет тогда, когда вы будете к этому готовы»*.

9.6. Телевизионный экран

Эта техника в различных модификациях используется часто.

После наведения транса клиенту предлагают представить себе, что он смотрит на экран телевизора, включить видеоплеер или DVD-плеер и просмотреть запись. Содержание записи зависит от запроса терапевта и определяется тем внушением, которое даётся. В результате внушения *«Вы увидите ситуацию, которая связана с причинами вашей проблемы»* скорее всего, придёт воспоминание о травматической ситуации. Внушение *«Вы увидите ситуацию, которая связана с путями решения вашей проблемы (или достижения цели)* скорее всего, придёт воспоминание о ресурсной ситуации. Если известен возраст, в котором произошло травматическое событие, внушение может быть сформулировано следующим образом: *«Вы увидите важное событие, которое произошло с вами, когда вам было шесть лет»*.

Техника может быть как чисто диагностической (терапевт получает информацию) так и диагностико-терапевтической (клиент под руководством терапевта вносит в ситуацию изменения).

9.7. Коридор

Название достаточно условное. Эта техника также часто используется и имеет различные модификации.

После наведения транса клиенту предлагают представить себе, что он идет по длинному коридору.

Один вариант:

На стенах коридора есть картины. На этих картинах изображены эпизоды из его жизни, имеющие отношение к причинам проблемы. Он рассматривает их и рассказывает о них терапевту.

Другой вариант:

Вдоль коридора расположены двери (обычно – 5-7). Клиент поочередно заглядывает в эти двери и за каждой из них видит какой-то эпизод из своей жизни, имеющий отношение к причинам проблемы. Он рассматривает их и рассказывает о них терапевту.

Многие из описанных выше техник (визуализация, поход к мудрецу, телевизионный экран, коридор) рассчитаны на визуалов и не очень хорошо получаются с теми, у кого не так легко возникают зрительные образы. Кроме того, иногда травматический эпизод так надежно «заблокирован», защитные механизмы настолько сильны, что «целиком» он не пропускается в сознание. Для того чтобы обойти эти ограничения, нами была разработана техника «Семь комнат».

9.8. Семь комнат

Техника разработана М.Р.Гинзбургом. В трансе клиенту предлагают представить, что он поочерёдно проходит семь комнат. В каждой из них он останавливается в центре и ждёт. Даются внушения: в первой комнате может прийти зрительный образ, связанный с причинами проблемы; во второй – звук; в третьей – телесное ощущение; в четвёртой – запах; в пятой – вкус; в шестой – эмоция. В седьмой комнате осуществляется синтез всего этого; обычно при этом предлагается каталепсия или левитация. Часто в результате приходит воспоминание о травматической ситуации. Если оно не приходит – даётся внушение, связанное со временем: *«Это может прийти позже», «Это придёт когда придёт», «Это придёт, когда вы будете к этому готовы».*

Ответы клиента записываются. Можно заранее заготовить бланк, в котором 6 пунктов:

Образ -

Звук -

Телесное ощущение -

Запах -

Вкус -

Эмоция -

По какому-то из параметров может ничего не прийти – этот пункт оставляется пустым.

Сеанс с использованием техники «Семь комнат».

Клиент формулирует проблему.

Наводится транс. Ставится сигналинг.

И теперь в своем воображении вы можете представить себе дверь... и открыть её... и вы оказываетесь в комнате... и вы выходите на середину комнаты... и останавливаетесь... и просто ждёте.

И может прийти образ... связанный с причинами вишей проблемы. И когда этот образ придёт... каким бы он ни был... вы дадите мне об этом знать, приподняв указательный палец правой руки.

Пауза до сигнала «да». Иногда клиент дает сигнал «нет» - образ не пришел. Тогда терапевт переходит к следующему пункту. Если получен сигнал «да»:

Очень хорошо. Пожалуйста, пробудите мышцы губ и языка и опишите мне этот образ.

Ответ клиента:

- Это комната, где я впервые проходила психологический тренинг... диван, обои... черные плинтуса...

Ответ записывается дословно.

Очень хорошо. И вы проходите в дверь, расположенную напротив той двери, в которую вы вошли... и оказываетесь в следующей комнате... и выходите на середину... и останавливаетесь... и ждёте. И может прийти звук... связанный с причинами вашей проблемы. И когда звук придёт... каким бы он ни был... палец даст об этом знать.

Пауза до сигнала «да». Иногда клиент дает сигнал «нет» - звук не пришел. Тогда терапевт переходит к следующему пункту. Если получен сигнал «да»:

Очень хорошо. Пожалуйста, пробудите мышцы губ и языка и опишите мне этот звук.

Ответ клиента:

- *Это звуки детской речи.*

Терапевт:

- *Очень хорошо. И вы проходите в следующую комнату... и выходите на середину... и останавливаетесь... и ждёте. И может прийти телесное ощущение... связанное с причинами вашей проблемы. И когда это ощущение придёт... каким бы оно ни было... палец даст об этом знать.*

Пауза до сигнала «да». Иногда клиент дает сигнал «нет» - телесное ощущение не пришло. Тогда терапевт переходит к следующему пункту. Если получен сигнал «да»:

Очень хорошо. Опишите мне это ощущение.

Ответ клиента:

- *Ощущение прохлады.*

Терапевт:

- *Очень хорошо. И вы проходите в следующую комнату... и выходите на середину... и останавливаетесь... и ждёте. И может прийти запах... связанный с причинами вашей проблемы. И когда этот запах придёт... каким бы он ни был... палец даст об этом знать.*

Пауза до сигнала «да». Иногда клиент дает сигнал «нет» - запах не пришел. Тогда терапевт переходит к следующему пункту. Если получен сигнал «да»:

Очень хорошо. Опишите мне этот запах.

Ответ клиента:

- Запах резины, как инвентарь спортивный новый. И едва уловимый запах молока...

Терапевт:

- Очень хорошо. И вы проходите в следующую комнату... и выходите на середину... и останавливаетесь... и ждёте. И может прийти вкус... связанный с причинами вашей проблемы. И когда этот вкус придёт... каким бы он ни был... палец даст об этом знать.

Пауза до сигнала «да». Иногда клиент дает сигнал «нет» - вкус не пришел. Тогда терапевт переходит к следующему пункту. Если получен сигнал «да»:

Очень хорошо. Опишите мне этот вкус.

Ответ клиента:

- Что-то вяжущее во рту.

Терапевт:

- Очень хорошо. И вы проходите в следующую комнату... и выходите на середину... и останавливаетесь... и ждёте. И может прийти эмоция... связанная с причинами вашей проблемы. И когда эта эмоция придёт... какой бы она ни была... палец даст об этом знать.

Пауза до сигнала «да». Иногда клиент дает сигнал «нет» - эмоция не пришла. Тогда терапевт переходит к следующему пункту. Если получен сигнал «да»:

Очень хорошо. Опишите мне эту эмоцию.

Ответ клиента:

- Волнение, тревога.

Терапевт:

- Очень хорошо. И вы проходите в следующую комнату... заключительную в этом упражнении... и выходите на середину... и останавливаетесь... и ждёте. И я не знаю, в какой руке первой может начать возникать ощущение лёгкости... может быть в левой... может быть в правой... может быть в обеих сразу... или наоборот...и по мере

того, как это ощущение лёгкости нарастает... рука начинает подниматься... с нарастающим ощущением лёгкости... и может осуществиться синтез всего этого... образа комнаты, где вы впервые проходили психологический тренинг... диван, обои... черные плинтуса... и звуков детской речи... и ощущения прохлады... и запаха резины, как инвентарь спортивный новый... и едва уловимого запаха молока... и вкуса чего-то вяжущего во рту... и чувства волнения, тревоги... (буквально повторяются слова клиента). *И может прийти новое... более ясное... более глубокое... более целостное... видение, понимание... причин вашей проблемы...*

И когда такое... более ясное... более глубокое... более целостное... видение, понимание... причин вашей проблемы... придёт... рука начнет сама по себе опускаться... и когда она опустится полностью... можно будет сделать глубокий вдох... чуть-чуть потянуться... и открыть глаза... и вернуться... полностью присутствующей... здесь и сейчас... и есть всё необходимое время... для того, чтобы позволить этому происходить... в своем собственном темпе...

После выхода клиента из транса вместе с ним обсуждается то, что пришло. Часто это какой-то эпизод из его прошлого, в котором неожиданным образом соединяются все перечисленные компоненты.

9.9. Путешествие в больной орган

Эта техника – диагностико-терапевтическая. Клиенту, находящемуся в трансе, предлагают представить себе, что он стал «маленьким-маленьким» и войти в собственное тело. Там направиться к больному или проблемному органу и тщательно его обследовать – осмотреть, пощупать, и выявить все возможные дефекты. В этом трансе клиент разговаривает: он описывает терапевту всё, что он видит и ощущает. Органы часто описываются как «пещеры», «туннели», сосуды – как «трубы», и т.п. Часто эти описания к реальной анатомии имеют косвенное отношение, но это неважно. Дефектом может быть «неправильный» цвет, «дырка» в стенке пещеры или тоннеля и т.д. Одна клиентка, отправившись в собственный желудок, обнаружила там, что «волоски, которые должны стоять, почему-то лежат». Затем клиенту даётся внушение о том, что в его распоряжении имеются все необходимые средства и материалы для того, чтобы исправить дефект, и ему предлагают сделать это. Часто он сам определяет эти средства и материалы; при необходимости терапевт может подсказать ему возможные варианты. Так, «правильный» цвет восстанавливается с помощью кисти или пульверизатора, «отверстие» заделывается специальным цементом и т.п. «Лежащие волоски» в желудке были подняты с помощью специального гребня.

9.10. Внушённый сон

Техника «Внушённый сон» может выполняться в нескольких вариантах.

Можно дать клиенту постгипнотическое внушение о том, что в одну из ближайших ночей он увидит сон, который поможет ему понять причины его проблемы.

Можно внушить увидеть сон непосредственно в ходе сеанса. *«Сейчас вы уснёте и увидите сон, который будет иметь отношение к причинам вашей проблемы».*

Если у клиента имеется повторяющийся сон, можно использовать технику Эриксона – в трансе несколько раз подряд предложить увидеть *«Тот же самый сон, но с другими действующими лицами, с другими персонажами».* Каждый раз после завершения сна терапевт просит клиента рассказать его. Для этого можно выводить клиента из транса и затем вновь вводить в транс, а можно предложить говорить, оставаясь в трансе.

Сеанс с использованием техники «Внушённый сон»

Клиент рассказал про повторяющийся сон.

Наведение:

- Вы можете услышать окружающие вас звуки... ощутить контакт тела с креслом... ощутить одежду на себе... почувствовать свое дыхание... и закрыть глаза...

И в своем воображении вы можете представить себе лестницу... из десяти ступеней... которая спускается то ли в парк, то ли в сад... а может быть, к берегу моря...

Это особая лестница... лестница транса... и я буду считать для вас её ступени, и вы будете спускаться по ним, погружаясь при этом в транс все глубже и глубже.

Один... одна ступенька вниз по лестнице...

Два...

Три... все глубже и глубже...

Четыре...

Пять... половина пути к оптимальному для вас сейчас уровню транса...

Шесть...

Семь... все глубже и глубже...

Восемь...

И девять...

И десять...

Углубление:

- И где бы вы ни находились сейчас в своем воображении... вы можете мысленно расположить там мягкое удобное кресло... и сесть в него... и закрыть глаза...

Углубление:

И представить себе, что кроме внешних глаз, которыми мы смотрим, есть ещё и внутренние глаза... и закрыть их тоже... погружаясь при этом в транс ещё глубже...

Постгипнотическое внушение на реиндукцию:

Рука выводится в каталепсию.

- Каждый раз на протяжении сеанса, когда я вот так подниму вашу руку, вы будете быстро входить в глубокий транс.

Углубление:

- И по мере того, как рука опускается, транс может углубляться ещё больше.

Внушение:

-   Сейчас, находясь в трансе, вы уснёте. И увидите тот же самый сон, но с другими персонажами, с другими действующими лицами (независимо от того, были во сне живые существа или нет).

-

Субъективное искажение времени:

- 	*На часах пройдет полторы-две минуты, а в вашем внутреннем времени у вас есть сколько угодно времени для того, чтобы этот сон развернулся полностью, от начала до конца. И когда этот сон завершится, вы позволите голове кивнуть, чтобы дать мне об этом знать.*

Когда голова кивнула, можно вывести клиента из транса, чтобы он рассказал сон (*«Сейчас, пожалуйста, выйдите из транса, и расскажите ваш сон»*), а можно предложить ему пробудить мышцы губ и языка и рассказать сон, оставаясь в трансе; при этом он выходит на более лёгкий уровень транса.

После того, как сон рассказан, делается реиндукция: рука поднимается в каталепсию и дается внушение:

- *И по мере того, как рука опускается, транс становится глубже.*

Когда рука опустилась, дается ещё одно внушение:

- *И сейчас вы увидите тот же самый сон, но с другими персонажами, с другими действующими лицами. В тех же временных рамках. И когда сон завершится, голова кивнёт, чтобы дать мне об этом знать.*

После получения сигнала клиенту вновь предлагается рассказать сон.

Таких просмотров делается 4 – 5. Если у клиента появляется выраженная эмоциональная реакция, это значит, что он приближается к какому-то реальному событию; часто при следующем просмотре он видит «во сне» реальный эпизод из своего прошлого.

Если сделано 4 – 5 просмотров и нет ни эмоциональной реакции, ни реального события, клиенту предлагают:

- *Хотите посмотреть ещё раз?*

Если да – делается ещё один просмотр, если нет – сеанс завершается.

Сон символизирует реальные отношения или реальное событие; в этой технике осуществляется «десимволизация» символа. Сон послойно «очищается», как луковица, пока не достигается «сердцевина» – реальное событие. Как правило, при приближении к реальному событию отмечается выраженная эмоциональная реакция.

При выполнении этой техники возможны варианты. Один вариант – клиент вышел на реальное травматическое событие, связанное с причинами его проблемы. Другой вариант – на событие не вышел, но те изменения, которые происходили со сном, имеют для него смысл, наталкивают его на понимание чего-то важного для себя. Если нет и этого – осуществляется релятивизация: *«Понимание может прийти позже, а возможно, сегодня ночью или в одну из последующих ночей вы вновь увидите этот сон, но с другими персонажами, с другими действующими лицами, и запомните его, и это будет иметь для вас большое значение».*

Эту технику можно использовать и тогда, когда нет повторяющегося сна. Предъявлена проблема; в трансе клиенту даётся внушение, что сейчас он уснёт и увидит сон, имеющий отношение к причинам его проблемы. А затем делается несколько последовательных просмотров.

Сон может занять довольно много времени; поэтому разумно сделать субъективное искажение времени – ограничить время каждого «сна» полутора-двумя минутами.

9.11. Соматический и аффективный мост

Классический вариант техники «Соматический мост» выполняется следующим образом.

Предъявлена проблема – дискомфортное телесное ощущение, которое возникает периодически. Если оно есть прямо сейчас – терапевт работает непосредственно с ним. Если его сейчас нет – оно вызывается с помощью «Сопровождения в неприятном воспоминании»: клиента просят описать последнюю ситуацию, в которой он испытывал это ощущение, наводится транс и делается сопровождение в эту ситуацию. Необходимо получить дискомфортное ощущение. Затем клиенту предлагают усиливать это ощущение:

- И сейчас я прошу вас начать усиливать это ощущение... до тех пор, пока не придёт самая первая ситуация в вашей жизни... в которой вы испытали это ощущение...

Т.е. по ощущению, как по «мосту», выходят сразу на исходную травматическую ситуацию. Отсюда и название техники – «Соматический мост».

В таком варианте техника часто не срабатывает; клиент говорит: «Ничего не пришло»; «Темнота» «Не знаю». Другой вариант этой техники требует больше времени, но он надёжнее. Сначала прорабатывается последняя ситуация, потом «вызывается» какая-то предыдущая ситуация, затем – более ранняя, затем – ещё более ранняя, и после этого уже можно попытаться выйти на исходную.

Во-первых, это облегчает выход на исходную ситуацию

Во-вторых, даже если исходная ситуация не пришла, имеется ряд ситуаций – материал для размышления. Часто эти ситуации сходны по структуре – т.е. видно, в каких ситуациях у клиента возникает это неприятное ощущение. Возникают различные гипотезы; на этом уже можно строить терапевтическую работу – метафоры и т.д.

Иногда исходная ситуация настолько травматична, что не допускается в сознание. В таких случаях можно запросить наиболее безопасные элементы этой ситуации. Достаточно часто они приходят. Вслед за ними могут прийти, а могут и не прийти остальные элементы. Если приходят – хорошо. Если не приходят – можно строить работу и на тех безопасных элементах, которые пришли.

Аффективный мост в техническом плане выполняется точно так же, как и соматический мост, с той разницей, что отправной точкой служит эмоция (отсюда и название «аффективный мост»). Аффективный мост выполняется тогда, когда клиент жалуется не на физическое ощущение, а на эмоциональное состояние, которое воспринимается как дискомфортное и мешает ему в определённых ситуациях; это может быть чувство вины, гнева, страха, тревоги, депрессия и т.д. Всё остальное – так же.

Иногда бывает так, что при проведении соматического моста в какой-то момент возникает эмоция, а бывает и наоборот – при проведении аффективного моста в какой-то момент появляется сильное соматическое ощущение. Физическое ощущение и эмоция бывают настолько тесно слиты, что нет возможности (и нет необходимости) разрывать их; тогда выполняется своеобразный «сомато-аффективный мост».

9.12. Автоматический рисунок

Автоматический рисунок даёт возможность бессознательному разуму выразить себя графически. Следует различать автоматический рисунок и рисунок в трансе. Когда человек, находясь в трансе, знает, что он рисует, т.е. реализует определённое намерение – это рисунок в трансе. Действительно автоматический рисунок – это когда человек не знает, что он рисует; рука рисует «сама». Все не раз в своей жизни делали автоматический рисунок. Сидишь на лекции или на докладе, или говоришь по телефону… рука при этом сама что-то выводит на бумаге… какие-то каракули… впрочем, в них можно различить формы… фигуры… лица… или что-то другое… но обычно на это не обращают внимания.

Чтобы получить действительно автоматический рисунок, нужна хорошая диссоциация: голова занята чем-то одним, в то время как рука делает что-то другое.

Если клиент знает, что он хотел нарисовать, например, говорит: «Я хотел нарисовать домик» - то это не автоматический рисунок. Это рисунок в трансе. Иногда бывает так, что рука рисует сама, а у клиента перед глазами всплывают образы того, что она рисует. Это ближе к автоматическому рисунку.

У человека, который не привык рисовать, первый автоматический рисунок часто похож на детские каракули. Но если делать автоматический рисунок не один раз, а несколько, он становится более богатым, более насыщенным, более разнообразным. Автоматический рисунок можно делать и в самогипнозе.

После того, как предъявлена проблема или поставлена цель. сделано наведение и углубление транса, надо диссоциировать руку (*«Как будто рука с вами не связана, как будто она вам не принадлежит, как будто вы не знаете, где она находится в пространстве»*). Можно при этом вывести руку в каталепсию или использовать левитацию; они способствуют диссоциации.

Затем терапевт продолжает: *«И рука начнёт рисовать… и она сделает рисунок… который имеет отношение к причинам вашей проблемы… (или к путям её решения, или и то и другое)».*

После того, как рисунок завершен, клиент выводится из транса и терапевт вместе с ним обсуждает рисунок: что здесь нарисовано, какое отношение, по мнению клиента, это имеет к его проблеме.

Не следует интерпретировать рисунок вместо клиента. Соблазн иногда бывает велик, но интерпретация наверняка будет ошибочной, а тем самым терапевт навяжет клиенту свое понимание – интерпретация сработает как внушение.

Полезно бывает посмотреть рисунок под разными углами – иногда в другом ракурсе клиент видит там совершенно иные изображения, и это наталкивает его на новые идеи, новое понимание.

Полезно также сделать реиндукцию транса и предложить клиенту ещё раз посмотреть на рисунок, находясь в трансе. Когда клиент смотрит на рисунок в трансе, он часто видит его совершенно иначе.

Если при рассматривании рисунка не возникло никаких ассоциаций, связанных с причинами (решением) проблемы – делается релятивизация: *«Это придёт когда придёт... это придёт, когда вы будете к этому готовы... Возможно, вам потом вновь захочется взглянуть на этот рисунок... или он случайно попадется вам на глаза... и придут какие-то мысли... ассоциации... новое, более глубокое и более полное понимание вашей проблемы... её причин... путей её решения...»*

Сеанс с использованием автоматического рисунка

Предъявлена проблема.

Наведение

*Сейчас вы можете услышать звуки, которые вас окружают... ощутить своё тело на этом стуле... почувствовать, как прилегает к телу одежда... ощутить свое дыхание... и вы сможете найти **приятное** воспоминание... о каком-то моменте своей жизни, когда вы чувствовали себя **хорошо**... **спокойно**... **комфортно**... и когда это **приятное** воспоминание придёт, вы кивнёте головой, чтобы дать мне об этом знать...*

Пауза до сигнала головой.

*И вы можете позволить этому воспоминанию стать более реальным... позволить прийти образам... образам того, что вас окружает в этот **приятный** момент вашей жизни... деталям... позволить прийти звукам... телесным ощущениям... запахам... может быть, даже вкусу... и тем **приятным** эмоциональным переживаниям, которые вы испытываете в этот **приятный** момент вашей жизни...*

Углубление

И чтобы позволить этому трансу углубиться ещё больше... я буду считать от одного до десяти... и с каждым счётом вы будете погружаться в транс всё глубже и глубже...и на счёте «десять» это будет хороший глубокий транс...

*Один... и вы можете оставаться в этом **приятном** воспоминании, или перемещаться, скользить от одного **приятного** воспоминания к другому... два... от одного **приятного** образа к другому... три... скользить... уплывать... четыре... всё глубже и глубже... всё дальше и дальше... пять... и вам нет необходимости слушать то, что я говорю... и мой голос может изменяться... шесть... и превращаться в другие звуки... звуки вашей грёзы... семь... или обтекать вас... как обтекает вода... восемь... или уходить... далеко-далеко... девять... всё глубже и глубже... десять...*

Диссоциация. Постгипнотическое внушение на реиндукцию

Рука выводится в каталепсию.

И когда я в следующий раз... вот так подниму вашу руку... вы быстро войдёте в глубокий транс...

А сейчас можно забыть о руке... так, словно она вам не принадлежит... словно она сама по себе... словно вы не знаете, где она находится в пространстве...

И сейчас не важно, чем занят ваш сознательный разум... он может плыть... блуждать... уходя все дальше и дальше...

Внушение на автоматический рисунок

И рука берёт ручку (терапевт вкладывает клиенту в руку ручку и подставляет планшет с листом бумаги)*...*

И начинает опускаться... медленно... сама по себе... искренним бессознательным движением...

И когда ручка прикоснется к бумаге... рука начнет рисовать...

И она сделает рисунок... который имеет отношение к причинам вашей проблемы...

(Пауза. Рука опускается, ручка прикасается к бумаге, рука начинает рисовать).

Через некоторое время даётся внушение:

И когда рисунок будет завершён... рука приподнимется...

Выведение из транса

И когда вы будете полностью готовы... к тому, чтобы вернуться... тело сделает глубокий вдох... и глаза откроются... и вы вернётесь, полностью присутствующим... здесь и сейчас...

После того, как клиент вышел из транса, терапевт показывает ему его рисунок, спрашивает, что здесь нарисовано, что это для него значит, и какое отношение, по его мнению, это может иметь к причинам его проблемы.

Реиндукция

Рука выводится в каталепсию. Клиент закрывает глаза и входит в транс.

Пожалуйста, откройте глаза... и взгляните на рисунок.

Клиент смотрит на рисунок.

Пробудите мышцы губ и языка и скажите мне, что здесь нарисовано.

Ответ клиента. Часто он существенно отличается от того, что он видел в бодрствующем состоянии.

В этом рисунке содержатся важные смыслы... которые имеют отношение к причинам вашей проблемы...

И когда эти смыслы придут... на сознательном уровне или на бессознательном... неважно... глаза закроются.

Пауза до закрывания глаз.

Выведение из транса

И сейчас можно некоторое время побыть со всем этим... и когда вы будете полностью готовы к тому, чтобы вернуться... можно будет сделать глубокий вдох... чуть-чуть потянуться... и открыть глаза... и вернуться... в своем собственном темпе... полностью присутствующим, здесь и сейчас... и мы сможем поговорить.

Пауза до выхода клиента из транса.

9.13. Автоматическое письмо

И Сова начала писать... Вот что она написала:

«Про зря вля ля сдине мраш деня про зря мля вля!»

...

- Вот это надпись так надпись! – с уважением сказал Вини-Пух.

А.А.Милн. Вини-Пух и все-все-все.

В техническом плане автоматическое письмо выполняется так же, как и автоматический рисунок, с той разницей, что руке предлагают не рисовать, а писать. Автоматический рисунок легче, чем автоматическое письмо, поэтому разумно начинать с автоматического рисунка.

Делается наведение и углубление транса, диссоциируется рука. Затем руке предлагают начать писать. И в том, что она напишет, будет что-то важное... что-то, что имеет отношение к причинам проблемы... (путям её решения).

Когда письмо выполнено – клиент выводится из транса, ему предлагают прочитать то, что написано и обсуждают с ним это.

Часто, как и в случае с автоматическим рисунком, в первый раз автоматическое письмо представляет собой каракули. Однако если делать автоматическое письмо второй, третий, четвертый и т.д. раз – оно приближается к реальному письму; рука «расписывается». Автоматическое письмо тоже можно делать в самогипнозе.

Полезно предложить повторное прочтение в трансе; часто при этом человек может осмысленно прочитать даже неразборчивые на первый взгляд «каракули».

Сеанс с использованием автоматического письма

Наведение

*Сейчас вы можете услышать звуки, которые вас окружают... ощутить свое тело на этом стуле... почувствовать, как прилегает к телу одежда... ощутить свое дыхание... и вы сможете найти **приятное** воспоминание... о каком-то моменте своей жизни, когда вы чувствовали себя **хорошо**... **спокойно**... **комфортно**... и когда это **приятное** воспоминание придет... вы дадите сигнал «да»...*

Пауза до получения сигнала «да».

*И вы можете позволить этому воспоминанию стать более реальным... позволить прийти образам... образам того, что вас окружает в этот **приятный** момент вашей жизни...*

Вы можете позволить прийти звукам... Могут прийти телесные ощущения... Могут прийти запахи... Может быть, приходит даже вкус...

*И могут прийти те **приятные** эмоциональные переживания, которые вы испытываете в этот **приятный** момент вашей жизни... и когда они придут, вы можете дать сигнал «да»...*

Пауза до получения сигнала.

Очень хорошо.

Углубление

И чтобы позволить этому трансу углубиться ещё больше... я буду считать от одного до десяти... и с каждым счётом вы будете погружаться в транс всё глубже и глубже...и на счёте «десять» это будет хороший глубокий транс...

*Один... и вы можете оставаться в этом **приятном** воспоминании, или перемещаться, скользить от одного **приятного** воспоминания к другому... два... от одного **приятного** образа к другому... три... скользить...*

уплывать... четыре... всё глубже и глубже... всё дальше и дальше... пять... и вам нет необходимости слушать то, что я говорю... и мой голос может изменяться... шесть... и превращаться в другие звуки... звуки вашей грёзы... семь... или обтекать вас... как обтекает вода... восемь... или уходить... далеко-далеко... девять... всё глубже и глубже... десять...

Диссоциация. Постгипнотическое внушение на реиндукцию

Рука выводится в каталепсию.

И когда я в следующий раз... вот так подниму вашу руку... вы быстро войдёте в глубокий транс...

А сейчас можно забыть о руке... так, словно она вам не принадлежит... словно она сама по себе... словно вы не знаете, где она находится в пространстве...

И сейчас неважно, чем занят ваш сознательный разум... он может плыть... блуждать... уходя всё дальше и дальше...

Внушение на автоматическое письмо

И рука начинает опускаться... медленно... сама по себе... искренним бессознательным движением... И когда ручка прикоснется к бумаге... рука начнёт писать... И она напишет что-то... что имеет отношение к причинам вашей проблемы...

(Пауза. Рука опускается, ручка прикасается к бумаге, рука начинает писать).

После того, как рука остановилась, можно дать внушение:

И когда рука напишет всё, что должно быть написано... она приподнимется...

Выведение из транса

И когда вы будете полностью готовы... к тому, чтобы вернуться... тело сделает глубокий вдох... и глаза откроются... и вы вернётесь, полностью присутствующим... здесь и сейчас...

После того, как клиент вышел из транса, терапевт показывает ему то, что он написал, спрашивает, что здесь написано, что это для него значит, и какое отношение, по его мнению, это может иметь к причинам его проблемы.

Реиндукция

Рука вновь выводится в каталепсию. Клиент закрывает глаза и входит в транс.

Пожалуйста, откройте глаза... и взгляните на то, что здесь написано...

Клиент смотрит на надпись.

Пробудите мышцы губ и языка и скажите мне, что здесь написано.

Ответ клиента. Часто он может прочитать то, чего не мог прочитать в бодрствующем состоянии. Иногда он разбирает отдельные слова или буквы.

Если он что-то прочитал – можно спросить его, какое, по его мнению, это может иметь отношение к его проблеме. Если ничего не смог прочитать – можно предложить закрыть глаза и просто побыть с этим.

Выведение из транса

И сейчас можно некоторое время побыть со всем этим... и когда вы будете полностью готовы к тому, чтобы вернуться... можно будет сделать глубокий вдох... чуть-чуть потянуться... и открыть глаза... и вернуться... в своем собственном темпе... полностью присутствующим, здесь и сейчас... и мы сможем поговорить.

Пауза до выхода клиента из транса.

9.14. «Матрёшка»

Техника, разработанная М.Р.Гинзбургом, направлена на то, чтобы содействовать позитивным личностным изменениям. Может проводиться в индивидуальном или в групповом варианте. Используется реальный предмет – матрёшка, состоящая из пяти вложенных одна в другую кукол.

Часть 1– анализ

Наведение транса – любое.

Это знаменитая русская кукла – матрёшка. Она состоит из нескольких кукол одна в другой. Это игрушка, но вместе с тем это символ - символ природы человека, различных слоёв, которые есть в природе человека. Возьмите эту куклу в руки. На несколько мгновений вы можете представить себе, что она представляет вас самих.

В ней несколько слоёв. Первый, внешний слой представляет вашу повседневную жизнь. Вы можете подумать о своей повседневной жизни. Время ваших дней – это время вашей жизни. Как проходит день, как проходит неделя, как проходит месяц – так проходит жизнь. Подумайте о том, чем наполнены ваши дни – чем наполнена ваша жизнь. Вы этим довольны? Что бы вы хотели изменить? Если бы вы знали, что день, который наступает – это последний день вашей жизни, как бы вы его провели? Чем бы вы его наполнили? Позвольте приходить и уходить этим мыслям и чувствам о вашей повседневной жизни.

Теперь пойдите глубже. Откройте куклу и возьмите следующую, ту, что внутри. Это уровень целей, мотивов и желаний. Вы делаете то, что вы делаете, вы заполняете ваши дни тем, чем вы их заполняете, потому что вы к чему-то стремитесь, ставите какие-то цели, чего-то хотите достичь. И вы можете закрыть глаза и подумать о том, что вами движет в жизни. Что это за цели? Почему именно эти цели? Это ваши цели или цели других людей? Вы действительно хотите этого добиваться? У вас есть отдалённые цели? К чему вы хотите прийти через 10 лет? Через 20 лет? Сейчас вы можете подумать об этом.

Теперь пойдите глубже. Откройте куклу и возьмите следующую, ту, что внутри. Это уровень установок. Установок, которые определяют ваше отношение к разным сторонам жизни. Есть установки по отношению к мужчинам и женщинам, установки по отношению к работе, к деньгам и другие. И самая основная установка – это установка по отношению к миру. И сейчас вы можете закрыть глаза и подумать о своей установке по отношению к миру. Каков мир для вас? Это дружественная среда, которая помогает и поддерживает? Или это враждебная среда, которая препятствует и мешает? Или это нейтральная среда, как глина, из которой можно лепить что угодно? Какова ваша реальная установка по отношению к миру?

Теперь пойдите глубже. Откройте куклу и возьмите следующую, ту, что внутри. Это уровень родительских посланий. Тех посланий, *которые отправляются неосознанно, но запечатлеваются глубоко и воздействуют на жизнь человека. Они могут быть позитивными, такими, которые помогают, а могут быть и негативными, такими, которые создают проблемы. И сейчас вы можете закрыть глаза и подумать о тех сообщениях, которые вы получили от своих родителей.*

Среди этих посланий могут быть патологические, которые мешают в жизни. Список патологических посланий известен. Я буду перечислять их, а вы можете наблюдать за реакциями тела – не откликнется ли оно на одно из них. Вот список патологических родительских посланий:

Не делай. Не будь. Не сближайся. Не будь значимым. Не будь ребенком. Не взрослей. Не добейся успеха. Не будь собой. Не будь нормальным. Не будь здоровым. Не принадлежи.

Теперь пойдите глубже. Откройте куклу и возьмите следующую, самую маленькую, ту, что внутри. Это уровень вашего истинного Я, вашего внутреннего Я, вашего духовного Я, вашей индивидуальности. И вы можете закрыть глаза и подумать о своём внутреннем Я, о своей индивидуальности. Я не знаю, думали ли вы о том, что ваша индивидуальность уникальна, что за всю историю вселенной не было, нет и не будет другого такого как ты. И ты пришёл в этот мир, чтобы выразить свою индивидуальность, внести свою краску в картину мира, свою ноту в музыку мира. На древнем языке санскрит самая великая мудрость мира звучит так: «Тат твам аси» - «Это есть ты». Этот мир есть ты. Эта вселенная есть ты. В этом мире всё лучшее принадлежит тебе по праву, потому что этот мир есть ты. И сейчас вы можете ощутить контакт с этим своим истинным Я, с этой энергией существования, и глубоко внутри себя мысленно произнести простую фразу: «Хорошо быть мной».

Часть 2 – изменение

А теперь вы будете собирать куклу, и этот внутренний свет, эта энергия, исходящая от вашего истинного Я, может осветить и при необходимости изменить содержание всех остальных слоёв.

Соберите первую куклу с самой маленькой куклой внутри и закройте глаза.

Свет и энергия вашего истинного, духовного Я, вашей индивидуальности освещает уровень родительских посланий. И может изменить их, если это необходимо. Родители посылали свои послания, но им нет необходимости следовать. Если они были позитивными, их можно принять и использовать, если они были негативными – их можно отменить. Можно принять своё собственное решение, которое исходит от своей индивидуальности. Это может быть решение жить в этом мире полноценной радостной жизнью, сближаться с другими людьми, быть значимым, быть взрослым, добиться успеха, быть собой, быть нормальным, быть здоровым, принадлежать, или другое. И принять его можно прямо сейчас.

Теперь соберите следующую куклу и закройте глаза. Свет и энергия вашего истинного, духовного Я, вашей индивидуальности освещает уровень установок и может изменить их, если это необходимо. Основная установка, из которой проистекают все остальные, это установка по отношению к миру. Какую установку вы хотите принять для себя? Вы хотите принять установку о том, что вы – необходимая часть этого мира, что мир дружелюбен по отношению к вам, что вы достойны самого лучшего по праву рождения? Вы можете принять её прямо сейчас.

Теперь соберите следующую куклу и закройте глаза. Свет и энергия вашего истинного, духовного Я, вашей индивидуальности освещает уровень целей, мотивов и желаний и может изменить их. Чем вы хотите руководствоваться в жизни? Какие цели действительно важны для вас? Если бы не существовало никаких препятствий, если бы вы были полностью свободны, к каким целям вы бы стремились? Вы можете поставить их прямо сейчас.

Теперь соберите следующую куклу и закройте глаза. Свет и энергия вашего истинного, духовного Я, вашей индивидуальности освещает уровень повседневной жизни. Что меняется в вашей повседневной жизни благодаря этому свету? Что вы хотите изменить? Вы можете представить себе сейчас эти изменения.

Утилизация

И вы можете воспользоваться всем этим так, как это вам необходимо – возможно, не зная на уровне сознательного разума, как вы это делаете. И когда вы воспользуетесь всем этим так, как это вам необходимо, вы можете начинать возвращаться, в своём собственном темпе, и когда вы будете полностью к этому готовы, вы можете сделать глубокий вдох, потянуться, открыть глаза и вернуться, полностью присутствующими, здесь и сейчас, и я не знаю, что может для вас измениться в восприятии окружающего мира, или себя, или себя в мире, или мира в себе, или наоборот.

Глава 10. ВОЗРАСТНАЯ РЕГРЕССИЯ И ВРЕМЕННАЯ ПРОГРЕССИЯ

10.1. Континуум возрастной регрессии

Возрастная регрессия – это классический гипнотический феномен. Он заключается в том, что человек как бы возвращается в какой-то из прошлых моментов своей жизни.

Фактически возрастная регрессия – это не один единственный феномен, а это континуум, который лежит между двумя крайними полюсами – двумя феноменами.

Один из них – гипермнезия. Буквально это означает «сверхпамять», «повышенное воспоминание». Человек находится в своем реальном возрасте, он просто вспоминает какой-то эпизод из своей жизни, но вспоминает его очень ярко, очень подробно, намного подробнее, чем обычно.

Второй феномен – ревификация; буквально – «повторное проживание». Человек проживает какой-то из предшествующих эпизодов своей жизни так, словно он действительно имеет этот возраст (например, ведет себя как шестилетний ребенок). Иногда ревификацию называют «истинной возрастной регрессией»; но на самом деле возрастной регрессией является всё, что расположено между гипермнезией и ревификацией – весь этот богатый ряд феноменов. В возрастной регрессии человек может находиться в любой точке этого континуума. Он может находиться ближе к ревификации, это может быть чистая гипермнезия – просто воспоминание, но очень яркое и детальное; это может быть гипермнезия с элементами ревификации: человек вспоминает, а в отдельные моменты – проживает свое воспоминание.

При всех субъективных перемещениях во времени (и в прошлое, и в будущее) перед тем, как выводить клиента из транса, его надо вернуть в реальный возраст.

Все субъективные перемещения во времени (и регрессия, и прогрессия) удаются легче, если перед этим сделать дезориентацию во времени.

Существует так называемый «парадокс возрастной регрессии». Если регрессия – это действительно проживание какого-то прошлого периода своей жизни как реальности, то для человека не существует ничего из того, что было после этого: это время для него ещё не наступило. В том числе не существует ни терапевта, ни сеанса гипноза, а, следовательно – не существует и возрастной регрессии. Но она существует.

Это значит, что даже при самой глубокой регрессии нет полного повторного проживания; какая-то часть сознания (или бессознательного?) субъекта продолжает поддерживать контакт с реальностью.

Эриксон даёт достаточно взвешенное определение возрастной регрессии: «Какая-то часть личности возвращается к способам выражения, характерным для более ранних периодов развития».

Все гипнотические феномены имеют свои повседневные аналоги. Есть повседневные проявления амнезии, анестезии, диссоциации. Точно так же есть и повседневная возрастная регрессия. Человек встречает старого приятеля, читает книгу, смотрит фильм – и начинают всплывать воспоминания… практически у всех дома хранится надежная техника, позволяющая вызывать у себя возрастную регрессию. Конечно, это альбом с фотографиями. Он для этого и предназначен – для того, чтобы вызывать у себя воспоминания о каком-то периоде своей жизни, т.е. возрастную регрессию. Потому что с внешней опорой это делать намного легче, чем без опоры. Соответственно, есть и гипнотические техники, построенные на использовании альбома с фотографиями.

Итак, возрастная регрессия – это гипнотический феномен. Он может быть использован в терапевтическом плане.

10.2. Стратегии использования возрастной регрессии

В терапевтическом плане есть две основные стратегии использования возрастной регрессии, в рамках каждой из которых имеется множество техник.

Первая стратегия - **«поиск травмы».** Возрастная регрессия используется для того, чтобы найти в прошлом травматическое событие, продолжающее негативно влиять на жизнь субъекта. Это близко к гипноанализу. Фактически, все техники гипноанализа одновременно являются техниками возрастной регрессии, т.к. человек обращается к своему прошлому, так что деление здесь достаточно условное.

Очень часто травматические ситуации – это ситуации детства. Конечно же, ребёнок не может видеть и понимать ситуацию целиком; часто «травматичность» ситуации является результатом её частичного восприятия. Иногда бывает достаточно дать возможность взглянуть на ситуацию по иному, по-новому, имея в своём распоряжении все ресурсы и возможности взрослого человека для того, чтобы наступили позитивные изменения.

Вторая стратегия – поиск ресурса. Эта стратегия используется уже в сопровождении в приятном воспоминании. Возрастная регрессия используется для того, чтобы «оживить» позитивный опыт, субъективно переместиться во времени назад к моментам успеха, достижения, радости. Ресурсом является любой успех в любом возрасте и в любом виде деятельности. Поэтому клиента всегда расспрашивают не только о проблеме, но и о ресурсах – что нравится, что доставляет удовольствие, что хорошо получается сейчас или хорошо получалось раньше. Иногда конкретный ресурс неизвестен – и тогда используется техника неопределенных слов, а иногда известен – и тогда можно делать сопровождение в конкретную ситуацию с выходом на ресурсное чувство – уверенности, или компетентности, или радости и т.д., после чего можно обратиться к бессознательному, которое *«может найти… оптимальные пути и способы… использования этого ресурса… применительно к нынешним и будущим ситуациям его жизни… и привести его в действие… в соответствии с этими путями и способами…»*

10.3. Техники создания возрастной регрессии

Прямая техника

Прямая техника часто используется в традиционном гипнозе. Но даже её можно выполнить по эриксоновски – мягко и недирективно. Клиенту, находящемуся в трансе, достаточно прямо предлагают возвращаться во времени назад и становиться всё моложе, всё меньше… Иногда при этом возникают интересные ощущения: действительно меняются субъективно воспринимаемые пропорции тела и оно воспринимается как маленькое. Получив регрессию, можно расспросить клиента о том, где он находится, что происходит, что он при этом чувствует. Можно предложить ему воспользоваться ресурсами, заключенными в этом возрасте и этой ситуации.

Использование образов

Для того чтобы способствовать возрастной регрессии, клиенту предлагают различные образы, помогающие использовать воображение. Часто с этой целью используются следующие группы образов:

А) Транспортное средство

Перемещение во времени предлагается осуществить с помощью транспортного средства. Это может быть поезд, самолет, пароход, велосипед – что угодно. Можно спросить самого клиента – какой транспорт больше всего подходит для путешествия во времени.

Есть транспорт, специально сконструированный для путешествий во времени – машина времени. Там можно на специальном табло выставить год, а можно – возраст.

Хороший транспорт для путешествий во времени - карусель. Садишься на карусель и с каждый кругом становишься все моложе и моложе…

Можно «усадить» клиента на трёхколесный велосипед или педальную машинку. Сначала – неудобно, ноги стукаются о руль, приходится горбиться… но затем становится всё удобнее и удобнее, и каждый поворот педалей продвигает на год в прошлое…

Пункт назначения можно обозначать по-разному.

Можно в самом общем виде: «Ситуация, связанная с причинами вашей проблемы».

Если больше интересуют ресурсы, можно сказать «Ситуация, связанная с решением вашей проблемы».

А можно «Ситуация, связанная с причинами, а, возможно, и с решением вашей проблемы».

Если известна конкретная травматическая ситуация – можно отправляться прямо в неё.

Можно отправляться в конкретный год или конкретный возраст.

Т.е. формулировка «пункта назначения» зависит от стоящей задачи.

Б) Средства измерения времени

Это могут быть часы, стрелки которых вращаются в обратную сторону.

Это может быть отрывной календарь, листки которого возвращаются на место (или перекидной календарь, листки на котором перелистываются в обратную сторону).

В) Носители информации

Это может быть «Книга жизни», в которой записаны прожитые события. Это могут быть видеоленты, на которых записаны прожитые события. Это могут быть фотографии прожитых событий.

Г) Вещи

Мощный инструмент, способствующий созданию возрастной регрессии – вещи, которые окружали в детстве. Можно напомнить «Игрушки, в которые ты играл», «Одежду (обувь), которую ты носил», «Книги, которые тебе читали (ты читал)» и т.д.

Сеанс с использованием возрастной регрессии
Предъявлена проблема страха.
Наведение
Сейчас вы можете сесть удобно… услышать окружающие вас звуки… осознать положение своего тела на этом кресле… закрыть глаза…

И представить себе лестницу… лестницу транса… в которой десять ступеней…

И начать в своём воображении спускаться по ней… погружаясь при этом в транс всё глубже и глубже… по мере того, как я считаю для вас эти ступени…

Один… вы на время удаляетесь от всего, что вас окружает…

Два… и вы на время удаляетесь от привычной логики… логики сознательного разума…

Три… и при этом происходят изменения… изменения тонуса тела… дыхания… кровообращения…

Четыре… изменение соотношения работы полушарий головного мозга…

Пять… половина пути к оптимальному уровню транса… Шесть… всё ближе и ближе к иной реальности – реальности транса…

Семь… которая на какое-то время может стать для вас единственно реальной реальностью…

Восемь… всё глубже и глубже…

И девять…

И десять…

Углубление

Рука выводится в каталепсию.

И когда вы будете готовы к тому, чтобы этот транс ещё немного углубился… рука начнет медленно опускаться… искренним непроизвольным движением…

Когда рука начала опускаться:

И по мере того как рука опускается… транс углубляется… и когда рука опустится полностью… это будет хороший глубокий транс…

Пауза до полного опускания руки.

Дезориентация во времени

И можно забыть о руке… человек о многом забывает… он забывает номера телефонов… назначенные встречи… даты… иногда путает дни недели… а иногда даже месяцы и годы… и забывает свой возраст…

Возрастная регрессия

И в своём воображении… вы можете отправиться на вокзал… на особый вокзал… с которого ходят особые поезда… они отправляются во времени назад… в прошлое…

И вы можете выбрать подходящий поезд… и войти в него… и занять подходящее место… и удобно устроиться на нём… и когда вы расположитесь удобно… вы дадите мне об этом знать, приподняв указательный палец правой руки…

Пауза до сигнала пальцем.

Хорошо… и поезд начинает двигаться… он движется во времени назад… в прошлое… и за окном проплывают события вчерашнего дня… и позавчерашнего… и позапозавчерашнего… и поезд набирает ход… и движется быстрее... и за окном проходят события прошлой недели... и прошлого месяца... и поезд движется всё быстрее... и быстрее... и события за окном сливаются... и проносятся очень быстро... поезд движется быстро... назад во времени...

Пауза.

И вот поезд замедляет ход... и движется всё медленнее и медленнее... и останавливается... и когда ты выйдешь из поезда... ты окажешься в какой-то ситуации своей жизни... которая связана с причинами твоей проблемы... и когда ты окажешься в этой ситуации... палец даст об этом знать...

Пауза до сигнала пальцем.

Очень хорошо. Оставаясь в трансе, пробуди мышцы губ и языка и расскажи мне об этой ситуации.

Клиент описывает ситуацию. Например:

Мне шесть лет... я один... на меня лает большая собака... мне страшно.

При необходимости ему можно задавать дополнительные вопросы.

Терапевтическая интервенция

Терапевтическая интервенция может быть разной. В данном случае использована разновидность двухуровневой диссоциированной возрастной регрессии «Работа с внутренним ребёнком» (см. далее).

И такой, какой ты сейчас... большой... взрослый... сильный... ты можешь отправиться на помощь себе маленькому... отогнать собаку... взять себя за руку... успокоить... и объяснить этому малышу... что собака сама его боится... и научить его прогонять её... может быть, взять палку и замахнуться... и он делает это и у него получается... и он смеется... ему радостно...

*И ты можешь вновь сесть в поезд... и поезд трогается в обратный путь...в то время как глубинная часть самого тебя... позволяет тебе на полностью бессознательном уровне заново прожить важные моменты твоей жизни... в которых ты испытывал это дис**комфортное** чувство...*

прожить их по-иному... по-новому... так, словно ты всегда обладал этим ресурсом...

Выведение из транса

И вы возвращаетесь... в настоящее... в своей реальный возраст... в своём собственном темпе... и когда вы полностью вернётесь... вы сделаете глубокий вдох... и откроете глаза... и выйдете из транса... полностью присутствующим, здесь и сейчас.... В своём собственном темпе.

Пауза до выхода клиента из транса.

10.4. Двухуровневая диссоциированная возрастная регрессия

Существует разновидность возрастной регрессии, которая называется «Двухуровневая диссоциированная регрессия», или «Диссоциированная регрессия».

При диссоциированной возрастной регрессии человек остаётся в своём реальном возрасте и видит себя во внушённом возрасте как бы со стороны. Диссоциированная регрессия позволяет «отстраниться» от травматического события и даёт возможность при необходимости изменить его. Эриксон говорил о том, что эту форму регрессии легче всего получить, и она интереснее всего в терапевтическом плане. Техники диссоциированной регрессии построены на двух основных принципах: отделить событие от человека (т.е. дать возможность взглянуть на него со стороны) и осуществить с этим событием какие-то действия, приводящие к позитивному изменению.

Одну из разновидностей двухуровневой диссоциированной регрессии иногда описывают как отдельную технику, а иногда даже как отдельное направление психотерапии; это работа с так называемым «внутренним ребенком». Основная идея этой группы техник заключается в том, что все те возраста, которые человек прожил, никуда не делись, все эти «дети», которыми он был – внутри него, и можно прийти к ним на помощь в трудные минуты их жизни, тем самым, помогая самому себе.

Еще одно название этой группы техник – «Рипэрентинг» (Reparenting) – повторное родительство. Имеется в виду, что ни у кого не было идеальных родителей. Они могли быть ближе к идеалу или дальше от него, но они не были идеальными. И все в детстве чего-то недополучили. Обычно это «что-то» – это удовлетворение эмоциональных потребностей. И в трансе можно как бы стать родителем самому себе («повторное родительство») и додать себе то, что недодано.

Сеанс с использованием двухуровневой диссоциированной регрессии

Наведение

Сейчас вы можете сесть удобно... услышать окружающие вас звуки... ощутить положение своего тела на этом кресле... закрыть глаза...

И представить себе лестницу... лестницу транса... в которой десять ступеней...

И начать в своем воображении спускаться по ней... погружаясь при этом в транс всё глубже и глубже... по мере того, как я считаю для вас эти ступени...

Один... вы на время удаляетесь от всего, что вас окружает...

Два... и вы на время удаляетесь от привычной логики... логики сознательного разума...

Три... и при этом происходят изменения... изменения тонуса тела... дыхания... кровообращения...

Четыре... изменение соотношения работы полушарий головного мозга...

Пять... половина пути к оптимальному уровню транса...

Шесть... все ближе и ближе к иной реальности – реальности транса...

Семь... которая на какое-то время может стать для вас единственно реальной реальностью...

Восемь... всё глубже и глубже...

И девять...

И десять...

Углубление

Рука выводится в каталепсию.

И когда вы будете готовы к тому, чтобы этот транс ещё немного углубился... рука начнет медленно опускаться... искренним непроизвольным движением...

Когда рука начала опускаться:

И по мере того как рука опускается... транс углубляется... и когда рука опустится полностью... это будет хороший глубокий транс...

Пауза до полного опускания руки.

Дезориентация во времени

И можно забыть о руке... человек о многом забывает... он забывает номера телефонов... назначенные встречи... даты... иногда путает дни недели... а иногда даже месяцы и годы... и забывает свой возраст...

Возрастная регрессия

И в своём воображении вы можете представить себе дверь... и я не знаю, какого она цвета... какой формы и какого цвета ручка... и из какого материала она сделана...

И когда вы входите в эту дверь... вы оказываетесь в длинном коридоре... по бокам которого также находятся двери... и на первой из дверей есть цифра... это – ваш нынешний возраст... и на остальных дверях тоже есть цифры... они идут по убывающей... и вы начинаете продвигаться по коридору... и цифры на дверях становятся всё меньше... и позади осталась цифра двадцать пять... и цифра двадцать... и цифра восемнадцать... и цифра шестнадцать... и цифра тринадцать... и цифра десять... и цифра восемь... и цифра семь... и цифра шесть...

По своему выбору остановитесь перед дверью с цифрой пять, или цифрой четыре, или цифрой три...

Встреча с «внутренним ребёнком»

Когда вы входите, вы оказываетесь в хорошо вам знакомом помещении – это то помещение, в котором вы жили, когда вам было столько лет, сколько указано на двери. И там вы обнаруживаете ребёнка – это вы сами в этом возрасте. И вы можете сделать всё, что считаете нужным, для того, чтобы оказать ему помощь и поддержку, для того, чтобы он чувствовал себя комфортно. Может быть, вы с ним поговорите, может быть, поиграете, может быть – просто возьмете на руки... всё, что считаете нужным.

Выведение из транса

И когда сделано всё, что необходимо... вы прощаетесь с ним... если хотите, можете пообещать, что ещё придете к нему...

И возвращаетесь... в настоящее... в своём собственном темпе... и когда полностью вернётесь... сделаете глубокий вдох... и откроете глаза... и выйдете из транса... полностью присутствующим, здесь и сейчас.... В своём собственном темпе.

Пауза до выхода клиента из транса.

10.5. Доска почёта

Техника «Доска почёта» разработана М.Р.Гинзбургом как ресурсная техника, направленная на повышение самооценки, укрепление силы «Я». Основная идея техники заключается в том, чтобы предложить клиенту уйти в глубокую диссоциированную регрессию, а затем продвигаться вперёд во времени, отыскивая в каждом из возрастов ресурсные моменты. Техника выполняется в лёгком трансе.

Возможны два варианта проведения техники:

А) с предварительным формальным наведением транса;

Б) без предварительного наведения - в жанре «разговорный гипноз».

В последнем случае техника используется как «упражнение на воображение»; транс достигается и углубляется за счёт создания внутреннего фокуса внимания и ратификации минимальных признаков транса. Это требует хорошего владения базовыми техниками эриксоновского гипноза.

После того, как клиент закрыл глаза (спонтанно – в ходе наведения транса, или по просьбе терапевта для выполнения «упражнения на воображение»), терапевт предлагает ему мысленно представить себе доску почёта, на которой написано имя клиента – примерно следующим образом:

- *И сейчас вы можете представить себе доску почёта. На ней так и написано – «Доска почёта». И еще на ней написано – «Татьяна Иванова»* (имя клиента).

Можно запросить у клиента подтверждающий идеомоторный сигнал:

- *И когда вы представите это себе достаточно ясно, вы кивнёте головой.*

Терапевт продолжает:

- *И вот на доске появляется первая фотография. Это ваша первая фотография. На ней изображен новорожденный младенец. А на доску почета никогда не помещают просто так – всегда за что-то хорошее. И вот под фотографией появляется подпись: «За...» За что?*

Получив от клиента ответ, терапевт фиксирует его в протоколе, указав соответствующий возраст, например:

0 – «За то, что родилась».

Терапевт продолжает:

- *И на доске появляется следующая фотография, на которой вам один год. И под фотографией подпись: «За...» За что?*

Ответ клиента фиксируется с указанием возраста, например:

1 – «За то, что хорошо развивалась».

Таким образом, с появлением каждой новой фотографии клиент вынужден осуществлять внутренний поиск, направленный на обнаружение позитивных размерностей опыта в данном возрасте. Если на какой-либо возраст клиент отвечает: «Не знаю», «Нет подписи», терапевт настаивает:

- *На доску почёта никогда не помещают просто так - всегда за что-то хорошее. За что?*

Как правило, клиент в итоге находит соответствующую подпись.

Если клиент пытается уйти от ответа: «Не вижу», «Слишком мелко написано», терапевт отвечает:

- *Придумайте.*

В крайнем случае – при категорическом отказе – возраст пропускается; это значит, что в этом возрасте имеется серьёзная травма.

В итоге терапевт получает список возрастов и соответствующие им подписи под фотографиями. В начале возраста следует брать достаточно часто, взрослые возраста – можно реже. В подборе возрастов следует опираться на психологические представления о периодизации возрастного развития. Обязательно следует взять т.н. «кризисные» возраста. Если известно о каких-либо травматических событиях – следует указать возраста, в которых произошли эти события.

Опыт показывает, что полезно брать «фотографии» следующих возрастов:

0   (рождение);

1 год (кризис 1 года);

3 года (кризис 3 лет);

5 лет (дошкольный возраста);

7 лет (поступление в школу);

10 лет (младший подростковый возраста);

12-13 лет (средний подростковый возраст);

15-16 лет (старший подростковый возраст);

18 лет (младший юношеский возраст);

20-21 год (старший юношеский возраст);

Дальше можно идти интервалами по 5 лет:

25 лет;

30 лет;

35лет;

и т.д.

Заключительной должна быть «фотография, сделанная недавно».

Учитывая возможные буквализмы, не надо говорить «последняя фотография», «вешают на доску». Можно ввести в эту технику элемент прогрессии – тогда заключительной будет фотография из будущего.

Приведем примеры протоколов.

<u>Протокол № 1.</u> Л.П., 19 лет.

0 – за то, что родилась.

1 – за проявленные отвагу и мужество.

3 – за выносливость.

5 – за самостоятельность.

7 – за хорошую учебу.

9 – фотографии нет.

11 – за чудаковатость.

13 – за открытие и проявление собственных возможностей.

15 – за страдания.

16 – за решительность.

17 – за авантюризм и безрассудство.

18 – за внутреннее преображение.

19 – за то, что я такая, какая я есть.

<u>Протокол № 2.</u> М.М. 35 лет.

0 – за хорошую службу своей матери.

1 – за хороший аппетит.

3 – за красоту.

5 – за терпеливость.

7 – за участие.

9 – за способность.

11 – за уход.

13 – за отличную учебу.

15-16 – за всё.

18– за то, что выросла.

20-21 – за друзей.

25 – за сына.

30 – за дочку.

35 – за то, что поменяла профессию.

<u>Протокол № 3.</u> Г.В. 32 года.

0 – за естественность.

1 – за упрямство.

3 – за отчаянность.

5 – за удивление.

7 – за очкарика.

10 – за спортивные достижения.

13 – за великого математика.

16 – за становление.

18 – за лучший торт.

20 – за свободу.

25 – за поиск.

30 – за золотые руки.

32 – за улыбку.

Записывать (и в дальнейшем произносить) следует именно так, как формулирует клиент. Никакие исправления в соответствии с грамматическими и синтаксическими нормами недопустимы; использование языка клиента – важный элемент гипнотической техники. Если какие-то формулировки терапевту непонятны, он может обсудить их с клиентом потом – по завершении техники.

Как правило, по ходу проведения техники клиент входит в транс всё глубже и глубже.

После того, как доска укомплектована, терапевт перечисляет все «фотографии» и подписи под ними. Проиллюстрируем на примере протокола № 3:

- Итак, на доске есть фотография вскоре после рождения – «за естественность»; фотография в возрасте одного года – «за упрямство»; фотография в возрасте трёх лет – «за отчаянность»; фотография в возрасте пяти лет – «за удивление»; фотография в возрасте семи лет – «за очкарика»; фотография в возрасте десяти лет – «за спортивные достижения»; фотография в возрасте тринадцати лет – «за великого математика»; фотография в возрасте шестнадцати лет – «за становление»; фотография в возрасте восемнадцати лет – «за лучший торт»; фотография в возрасте двадцати лет – «за свободу»; фотография в возрасте двадцати пяти лет – «за поиск»; фотография в возрасте тридцати лет – «за золотые руки», в возрасте тридцати двух лет – «за улыбку».

Затем терапевт выводит руку клиента в каталепсию (или используется левитация) и предлагает воспользоваться всеми этими позитивными моментами как ресурсами, вновь перечисляя их. При этом используется контекстуальное внушение.

*И когда вы **хорошо** воспользуетесь... всеми этими ресурсами... ресурсами естественности... упрямства... отчаянности... удивления... очкарика... спортивных достижений... великого математика... становления... лучшего торта... свободы... поиска... золотых рук... улыбки... когда вы действительно **хорошо** и **полностью** воспользуетесь...*

этими ресурсами... ваше бессознательное позволит вашей руке опуститься... искренним бессознательным движением...

Выведение из транса

*- И когда рука опустится полностью, можно будет сделать глубокий вдох, слегка потянуться, открыть глаза и вернуться в обычное состояние, чувствуя себя **хорошо**.*

Выйдя из транса, клиенты часто отмечают, что «стало легче дышать», «стало свободней», «грудь расправилась», «ушло напряжение», «стало лучше» и т.д.

Таким образом, техника осуществляется в три этапа:

1. Получение ресурсных моментов.

2. Обобщение ресурса (терапевт перечисляет все ресурсные моменты).

3. Утилизация ресурса с помощью каталепсии или левитации руки.

Как показала практика, помимо терапевтической, техника имеет также определенную диагностическую ценность. Когда при назывании очередного возраста следует отказ («Нет фотографии», «Нет подписи», «Не знаю», «Не могу рассмотреть»), как для возраста 9 лет в протоколе №1; или же когда при назывании очередного возраста существенно возрастает латентный период, это, как правило, указывает на наличие травматических событий, происшедших в этих возрастах. Это – материал для дальнейшей работы с помощью других техник.

10.6. Временная прогрессия

В трансе можно субъективно передвигаться в будущее. Это называется «временная прогрессия».

Точно так же, как есть повседневная возрастная регрессия, есть и повседневная временная прогрессия. Вспоминая какие-то события своей жизни, человек осуществляет возрастную регрессию. Планируя, предвосхищая, прогнозируя, он осуществляет временную прогрессию.

Конечно, временная прогрессия – это не ясновидение; человек не считывает некое «запрограммированное» будущее. На основе имеющихся установок, качеств личности бессознательное осуществляет экстраполяцию, вероятностный прогноз. «Если ты останешься таким, как сейчас, с большой вероятностью произойдёт вот это». «Если ты таким-то образом изменишься, с большой вероятностью произойдёт вот это».

Как говорилось выше, все субъективные перемещения во времени удаются легче, если перед этим сделать дезориентацию во времени.

Полезно также перед тем, как осуществлять временную прогрессию дать несколько метафор на тему позитивных изменений, которое несет с собой будущее.

Достаточно часто возрастная регрессия и временная прогрессия используются совместно в одном сеансе. Есть несколько типичных стратегий такого совместного использования.

Регрессия-прогрессия

Сначала делается регрессия, в этой регрессии ищутся и обретаются ресурсы, и затем, с этими ресурсами, делается прогрессия к достигнутой цели.

Прогрессия-регрессия

Или, вернее было бы сказать, регрессия из прогрессии. Когда-то в прошлом было травматическое событие; клиента перемещают в будущее, когда он становится более зрелым, более опытным, более ресурсным, и оттуда делается диссоциированная регрессия в травматическое событие. Т.о., получается диссоциированная регрессия из прогрессии,

10.7. Стратегии использования временной прогрессии

Так же как и в случае возрастной регрессии, существуют основные стратегии терапевтического использования временной прогрессии, в рамках каждой из которых возможно огромное количество техник. Можно выделить три таких стратегии.

Первая стратегия - проверка эффективности терапевтической работы. Временная прогрессия используется для того, чтобы по завершении терапевтической работы спроецировать клиента в будущее, чтобы проверить, насколько долговременным оказался эффект этой работы (не возникает ли в будущем вновь та проблема, с которой обратился клиент) и какое влияние на его жизнь окажут происшедшие с ним изменения.

Вторая стратегия – временная прогрессия как собственно терапевтическая интервенция. Временная прогрессия используется для того, чтобы спроецировать человека к достигнутой цели, преодоленному препятствию, новой возможности. Если в возрастной регрессии ресурс искался в прошлом, то во временной прогрессии он ищется в будущем.

Третья стратегия - использование временной прогрессии в ситуациях выбора. Когда у человека есть две или больше альтернативы, и он не знает, что выбрать, можно провести его в будущее по каждому из вариантов и дать посмотреть, что его ждет; как правило, выбирать становится намного легче.

10.8. Техники создания возрастной прогрессии

Техники временной прогрессии в основном такие же, как и техники возрастной регрессии, что неудивительно, поскольку это тоже субъективное перемещение во времени.

Прямая техника

Человеку внушают достаточно прямо, что прошло время.

Время проходит быстро... проходят часы... дни... недели... месяцы... и несколько месяцев назад мы встречались с вами по поводу проблемы, которая была у вас тогда...

Использование образов

Для того чтобы способствовать временной прогрессии, клиенту предлагают различные образы, помогающие использовать воображение. Часто с этой целью используются следующие группы образов:

А) Транспортное средство

Транспортные средства – все те же: поезд, самолет, пароход, машина времени и т.д.

Б) Средства измерения времени

Здесь это даже легче сделать, чем в регрессии, потому что легче представить себе часы, на которых стрелки быстро крутятся в правильном направлении, календарь, с которого листочки облетают, а не прилетают обратно.

В) Носители информации

Книга о будущем, фильм про будущее, фотографии будущего...

Псевдоориентация во времени

Так называемая «Псевдоориентация во времени» - один из наиболее оригинальных вкладов Эриксона в работу с временной прогрессией. Клиента проецируют в будущее к моменту разрешенной проблемы или достигнутой цели; эта сцена делается максимально яркой («сопровождение» с использованием всех модальностей), после чего его просят оглянуться назад и посмотреть, как он к этому пришел. И рассказать об этом терапевту.

На этой основе уже можно поставить промежуточные цели, прогнозировать этапы достижения цели или разрешения проблемы.

Диссоциированная прогрессия

По аналогии с диссоциированной регрессией возможна диссоциированная прогрессия - прогрессия к ссбс будущему. Это аналог встречи с «внутренним ребенком», с той разницей, что внутреннему ребенку клиент оказывал помощь в качестве ресурсного взрослого, а здесь он получает помощь от себя будущего ресурсного – успешного, достигшего, реализованного.

ГЛАВА 11. «СВЯЗАННАЯ С СОСТОЯНИЕМ ТЕОРИЯ ПСИХОФИЗИОЛОГИЧЕСКОГО (ДУХОВНО-ТЕЛЕСНОГО) ИСЦЕЛЕНИЯ И ТЕРАПЕВТИЧЕСКОГО ГИПНОЗА» ЭРНЕСТА РОССИ

11.1. Связанные с состоянием память, научение и поведение

Эрнест Росси – ближайший ученик и сподвижник Эриксона –разработал теорию, объясняющую все случаи терапевтического воздействие духа (психики) на тело. Гипноз выступает как частный случай такого исцеления. Э.Росси назвал эту теорию «Связанная с состоянием теория психофизиологического (духовно-телесного – mind-body) исцеления и терапевтического гипноза».

Центральным понятием в этой теории является понятие информации. Все формы организации на психологическом, физическом и биологическом уровнях рассматриваются как «выражения информации и её трансформация». Психику в широком смысле слова Э.Росси определяет как процесс саморефлексивного преобразования информации. С этой точки зрения взаимодействие между телом и духом понимается как преобразование информации, т.е. переход информации из одной формы в другую.

Одним из направлений, на которое Э.Росси опирается в своей работе, являются «Связанные с состоянием память, научение и поведение». «Связанные с состоянием» означает, что информация, запечатлённая в определенных состояниях сознания, становится недоступной в других состояниях сознания.

С позиций Э.Росси дело выглядит следующим образом. В процессе нормального психического роста и развития информация бесконечно циркулирует, переходя из модальности в модальность (образы, ощущения, эмоции, поведение и т.д.). В результате травматического события какая-то часть информации, «связанная с состоянием» (т.е. зафиксированная в определенном психическом состоянии) «выпадает» из этого круговорота. Она больше не трансформируется, она «застряла»; кроме того, после того, как человек вышел из состояния, в котором она зафиксировалась, у него больше нет к ней доступа. Это – патологический очаг, источник проблем и симптомов. Гипноз позволяет получить к ней доступ и вновь включить её в цикл изменений.

Основные положения своей теории Э.Росси формулирует в следующих четырёх гипотезах:

1) Лимбо-гипоталамическая система – это основная анатомическая связь между психикой и телом.

2) Процессы связанных с состоянием памяти, научения и поведения – это основные информационные переключатели между психикой и телом.

3) Все методы психофизиологического исцеления и терапевтического гипноза основаны на доступе к связанным с состоянием памяти, научению и поведению, которые кодируют симптомы и проблемы, и на их рефреминге.

4) К связанным с состоянием памяти, научению и поведению можно получить доступ как психологически, так и физиологически.

Итак, положение о циркуляции и трансформации информации – базовое положение для подхода Э.Росси. Другое базовое положение – это положение о памяти как реконструкции. Э.Росси формулирует это положение следующим образом: «Каждый доступ уже есть изменение» (Every access is reframing). Каждый раз, когда какое-то событие вспоминается, оно заново конструируется – реконструируется. Т.о. каждый раз, когда человек вспоминает какое-то прошлое событие своей жизни, он синтезирует себе новый субъективный опыт. Вспоминая что-то, невозможно «выбросить» всё то, что было после этого события – весь жизненный опыт – и поэтому прошлое событие оценивается каждый раз с новых позиций. Таким образом, люди постоянно переделывают, реконструируют себя, строят себя заново. Каждая реконструкция воспоминания – это конструирование новой реальности. Э.Росси говорит о том, что это важно для выживания в изменяющемся мире.

С этой точки зрения симптом – это свидетельство недостаточной адаптации человека к постоянным изменениям. Симптом или проблема – это указание на то, что в какой-то области необходимо осуществить «внутреннюю работу», чтобы реадаптировать и «пересоздать» себя.

Цель психотерапии с позиций этого подхода заключается в следующем: обеспечить человеку доступ к зависящим от состояния системам памяти, научения и поведения и сделать закодированную в них информацию доступной для решения проблем.

11.2. Базовый вопрос доступа

Проанализировав работу М.Эриксона, М.Эриксон и Э.Росси пришли к выводу о том, что основой терапевтического гипноза являются так называемые «Базовые вопросы доступа» (которые открывают доступ к связанным с состоянием системам памяти, научения и поведения).

Базовые вопросы доступа могут задаваться в различной форме, но они всегда имеют три стандартные части:

1.   Связанное со временем введение, которое порождает внутренний поиск связанных с состоянием памяти, научения и поведения.

2.   Оценка и трансформация связанных с состоянием проблем и симптомов.

3.   Наблюдаемый поведенческий ответ, когда процесс оценки и терапевтической трансформации завершен.

Приведем пример.

1.   Связанное со временем введение.

Когда ваше бессознательное узнает…

2. Оценка и трансформация связанных с состоянием проблем   и симптомов.

Что вы можете просмотреть некоторые важные воспоминания, связанные с источником этой проблемы…

3.   Наблюдаемый поведенческий ответ, когда процесс оценки и терапевтической трансформации завершен.

Захотят ли ваши глаза закрыться?

Термин «Бессознательное» можно заменить любым его синонимом. Э.Росси предпочитает говорить   «Часть самого тебя», или «Твой внутренний разум».

11.3. Трёхшаговые терапевтические стратегии

Э.Росси предлагает целый ряд вытекающих из этого подхода так называемых трёхшаговых стратегий, каждая из них содержит три шага, каждый из которых представляет собой вариации на тему базового вопроса доступа. В качестве примера приведём три трёхшаговых стратегии.

Трёхшаговая стратегия «Доступ к творческим ресурсам»

Шаг 1. Сигнал готовности к внутренней работе

Когда ваше бессознательное будет знать, что оно действительно может разрешить эту проблему (пауза), почувствуете ли вы себя всё более и более комфортно по мере того, как ваши глаза закрываются?

Шаг 2. Доступ к ресурсам и трансформация

Теперь ваше бессознательное может продолжать самостоятельно работать над решением этой проблемы таким способом, который полностью соответствует вашим потребностям.

(Пауза).

Есть ли воспоминания, жизненный опыт и способности, которые ваше бессознательное может использовать разными способами, которыми вы, возможно, не пользовались раньше?

Шаг 3. Подтверждение решения проблемы

Когда ваше бессознательное будет знать, что оно может продолжать эффективно справляться с этой проблемой, обнаружите ли вы, что вам хочется пошевелиться (пауза), и откроете ли вы глаза и полностью вернетесь в бодрствующее состояние?

В этой стратегии три блока, каждый из которых при необходимости можно развернуть.

Первый блок – сигнал готовности к работе. В качестве такого сигнала может быть использовано расслабление, закрывание глаз, вхождение в транс, сигналинг, каталепсия, левитация.

Второй блок – поиск ресурса в собственном опыте клиента (т.е. в прошлом) и использование ресурса. Здесь могут быть использованы все техники поиска ресурса, возрастной регрессии, гипноанализа, а также все техники использования и обобщения ресурса (косвенные внушения, метафора).

Третий блок – подтверждение того, что работа выполнена. В качестве такого подтверждения могут быть использованы выход из транса, открывание глаз, сигналинг, каталепсия, левитация.

Трёхшаговая стратегия «Исцеление с помощью идеодинамических сигнальных движений»

Шаг 1. Определение пальцевого сигнала да/нет

Найдите счастливое или глубоко удовлетворяющее воспоминание и посмотрим, какой палец поднимется сам по себе, чтобы просигналить «да».

(Пауза до поднятия пальца).

Теперь найдите несчастливый опыт и обнаружьте, какой палец поднимается, чтобы просигналить «нет».

(Пауза до поднятия пальца).

Шаг 2. Доступ к источнику проблемы и к тому, что её поддерживает

Предоставьте вашему бессознательному повести вас назад к тому времени, когда проблемы ещё не было, и предоставьте просигналить пальцу «да», когда вы будете знать, что вы там. Можно ли пройти через всё это, шаг за шагом, от начала до конца, через всё то, что происходит в то время, когда проблема появляется впервые?

Затем следует ряд вопросов с пальцевыми сигналами «да» и «нет» для определения переживаний, связанных с состоянием и чувств, связанных с исходным возникновением проблемы.

Затем так же определяются нынешние установки и обстоятельства, которые поддерживают проблему.

Шаг 3. Подтверждение условий разрешения проблемы

Можете ли вы теперь полностью освободиться от этой проблемы?

(Пауза на 1 минуту. Если нет ответа – продолжить):

Или есть дата в будущем, когда вы можете видеть себя свободным от неё?

Если необходимо, следует ряд вопросов, чтобы определить все условия, необходимые личности для разрешения проблемы.

Трёхшаговая стратегия «Инкубация психофизиологического исцеления»

Шаг 1. Сигнал готовности к просмотру проблемы

Когда ваше бессознательное будет готово просмотреть все аспекты имеющейся у вас проблемы

(Пауза)

Закроются ли ваши глаза, в то время как вы будете рассматривать все аспекты проблемы, которую вы пока ещё не знаете, как решать?

Шаг 2. Инкубация нынешнего и будущего исцеления

Теперь исследуйте будущие возможности разрешения проблемы (исцеления). Каким вы себя видите? Как вы себя чувствуете? Что вы делаете сейчас, когда проблема полностью разрешена (когда вы исцелены)? Теперь предоставьте своему бессознательному просмотреть, как вы перешли от нынешней проблемы (пауза) к будущему, когда проблема решена (вы исцелены).

(Пауза).

Каковы некоторые шаги, которые вы предприняли, чтобы способствовать разрешению проблемы (вашему исцелению)?

Шаг 3. Подтверждение психофизиологического исцеления

Когда ваше бессознательное будет знать, что оно может полностью самостоятельно продолжать процесс решения проблемы (исцеления), и когда ваш сознательный разум будет знать, что он может сотрудничать с этим решением (исцелением)

(Пауза)

Потянетесь ли вы, открывая глаза, и чувствуя себя отдохнувшим, возвращаясь в бодрствующее состояние?

Идея этой стратегии – ход за ресурсом в будущее. Эту стратегию можно выполнить в кратком варианте – как три последовательно задаваемых вопроса, а можно и расширить. В первом блоке – готовность к работе (просмотр проблемы) – можно использовать различные сигналы: закрывание глаз, расслабление, сигналинг, каталепсию, левитацию. Во втором блоке – проекция в будущее – можно использовать все техники временной прогрессии и активизации ресурсов (косвенные внушения, метафора). В третьем блоке – подтверждение – можно использовать различные сигналы: открывание глаз, сигналинг, каталепсию, левитацию.

ПРИЛОЖЕНИЕ. ИСПОЛЬЗОВАНИЕ ВОСТОЧНЫХ ТЕХНИК В ЭРИКСОНОВСКОМ ГИПНОЗЕ

Буддистская Медитация покоя

Вы можете сесть удобно… закрыть глаза… услышать звуки, которые вас окружают… ощутить тот объём, который ваше тело занимает в объёме этой комнаты…

Первый этап медитации - это слова. Повторяйте их мысленно.

*Я - **покой**.*

*Я окружен **покоем**.*

***Покой** меня укрывает.*

***Покой** меня поддерживает*

*В **покое** я в безопасности.*

***Покой** во мне.*

*Этот **покой** – мой.*

Всё хорошо.

*Второй этап – размышление. Вы можете подумать о покое – о том, как вы его понимаете… что он значит или мог бы значить в вашей жизни… О том, что могут значить эти слова: «Покой укрывает»… «Покой поддерживает»… И подумать об этом вы можете по-особому… как бы наблюдая за своими мыслями со стороны… как вы наблюдаете за тем, как течёт ручей… позволяя мыслям течь… приходить… изменяться… уходить… как им вздумается… и мысли приходят и уходят… как птицы… которые пересекают небосвод… а небосвод сознания остается глубоким… ясным… и **спокойным**…*

И на следующем этапе мы используем ваше воображение. Вы можете представить себе, что прямо здесь, прямо над нашими головами простирается безграничный океан покоя… может быть, вы представляете себе покой как цвет… или свет… или что-то вроде тумана… или что-то другое… неважно… правильно именно так, как вы себе представляете... и можно открыться... и позволить ему войти в тело... и покой входит в тело... и заполняет его... как жидкость заполняет сосуд... вплоть до кончиков пальцев... и покой заполняет каждую клеточку... и на некоторое время остается просто ощущение покоя... и комфорта... и тело с благодарностью отзывается... на те несколько мгновений покоя... которые вы ему предоставили... и если приходит расслабление... можно позволить ему прийти... и воспользоваться им...

И на следующем этапе... внутренне сохраняя состояние покоя... вы можете представить какую-то житейскую ситуацию... из тех, которые тревожили или раздражали... и мысленно войти в неё... сохраняя внутреннее состояние покоя... и есть возможность оценить... как изменяется ситуация... благодаря тому, что вы в ней внутренне спокойны... может быть, меняется ваше отношение к людям... или отношение людей к вам... или что-то другое... и даже если это понимание не приходит сейчас... оно может прийти позже... когда вы будете к этому готовы...

И вы отпускаете ситуацию... и даёте ей уйти и раствориться... и возвращаетесь на предыдущий этап... на котором просто позволяете телу испытывать состояние покоя... и комфорта... несколько мгновений...

И вы возвращаетесь на предыдущий этап... на котором вновь позволяете мыслям течь... это могут быть мысли, связанные с покоем... или не связанные с ним...

И вы возвращаетесь на предыдущий этап... на котором вновь мысленно произносите слова...

Я - **покой**.

Я окружен **покоем**.

Покой меня укрывает.

Покой меня поддерживает

В **покое** я в безопасности.

Покой во мне.

*Этот **покой** – мой.*

Всё хорошо.

*И ещё несколько мгновений… вы можете оставаться в этом приятном и комфортном состоянии… и когда вы почувствуете, что полностью готовы… вы можете сделать глубокий вдох… чуть-чуть потянуться… и открыть глаза… и вернуться… полностью присутствующими, здесь и сейчас… сохраняя внутреннее ощущение **покоя**.*

«Большое дерево» китайского цигун

Сядьте ровно, выпрямив спину и плотно поставив обе ступни на пол.

В своем воображении вы можете представить как снизу, через ступни ног, начинает поступать энергия земли…

Возможно, вы представляете себе энергию земли как цвет… или тепло… или тяжесть… или что-то другое…

Энергия земли заполняет ноги… бедра… таз… живот… грудь… шею… плечи и руки… и голову…

И она продолжает поступать…

А вы в своём воображении можете представить себе, как сверху, через верхушку головы начинает поступать энергия космоса…

Возможно, вы представляете её себе как свет… или цвет… или вибрацию… или что-то другое…

Энергия космоса заполняет голову… шею… плечи и руки… грудь… живот… таз… бедра и ноги…

И оба потока продолжают поступать…

И в теле они соединяются в единую субстанцию…

Энергия может даже выходить за пределы тела… это тоже нормально…

Энергия сама находит правильный путь… вы просто позволяете ей циркулировать в теле…

Тело заряжается энергией, как аккумулятор…

Вы можете мысленным взором пройтись по телу, чтобы определить, везде ли энергия циркулирует легко и свободно…

Если где-то есть блоки и заторы, то это места, в которых есть или собираются быть проблемы…

И можно проводить и проводить через них энергию… мягко… с помощью воображения… до тех пор, пока не восстановится нормальный ток энергии….

А если есть известные вам проблемные места, то вы можете направить туда энергию… чтобы она исцеляла…

Легко… с помощью воображения…

Ориентируйтесь на ощущения тела… тело само подскажет, когда на этот раз достаточно…

И тогда можно сделать глубокий вдох… открыть глаза… и вернуться в бодрствующее состояние…

Энергетизированным.

ЛИТЕРАТУРА

Беккио Ж., Жюслен Ш. Новый гипноз. Практическое руководство. М.: Класс, 1998.

Беккио Ж.; Росси Э. Гипноз XXI века. М.: Класс, 2003.

Гиллиген С. Терапевтические трансы. Руководство по эриксоновской гипнотерапии М.: Класс, 1997.

Годэн Ж. Новый гипноз. Введение в эриксоновскую гипнотерапию. М.: изд-во ин-та психотерапии, 2003.

Зейг Дж.К. Терапевтические характеристики эриксоновского воздействия. //Эволюция психотерапии. Т.4. М.: Класс, 1998. С.83 – 108.

Зейг Дж.К. Испытание Эриксоном. Личность мастера и его работа. М.: Класс, 1999.

Кинг М., Цитренбаум Ч. Экзистенциальная гипнотерапия. М.: Класс, 1998.

Кинг М., Коэн У., Цитренбаум Ч. Гипнотерапия вредных привычек. М.: Класс, 1998.

Кроль Л. Между живой водой и мертвой. Практика интерактивной гипнотерапии. М.: Класс, 1998.

Кроль Л. Образы и метафоры в интегративной гипнотерапии. М.: Класс, 1999.

Лэнктон К., Лэнктон С. Волшебные сказки: ориентированные на цель метафоры при лечении взрослых и детей. Воронеж: НПО «МОДЭК», 1996.

Миллс Дж., Кроули Р. Терапевтические метафоры для детей и внутреннего ребенка. М.: Класс, 1996.

Семинар с доктором медицины Милтоном Г. Эриксоном. Уроки гипноза. М.: Класс, 1994.

Хейвенс Р. Мудрость Милтона Эриксона. М.: Класс, 1999.

Хейли Дж. Необычайная психотерапия. Психотерапевтические техники Милтона Эриксона. СПб.: Белый кролик, 1995.

Хейли Дж. О Милтоне Эриксоне. М.: Класс, 1998.

Хеллер С., Стил Т.Л. Монстры и волшебные палочки. Киев, 1995.

Эриксон Б.Э. Новые уроки гипноза. М.: Класс, 2002.

Эриксон М. Мой голос останется с вами. Обучающие истории Милтона Эриксона. СПб.: «Петербург – XXI век», 1995.

Эриксон М.Г., Росси Э.Л. Человек из февраля. Гипнотерапия и развитие самосознания личности. М.: Класс, 1995.

Эриксон М. Стратегии психотерапии. Избранные работы. СПб: Ювента, 1999.

Эриксон М., Росси Э., Росси Ш. Гипнотические реальности. Наведение клинического гипноза и формы внушения. М.: Класс, 1999.

Becchio J., Jousselin Ch. De la Nouvelle Hypnose a l'Hypnose Psychodinamique. La Meridienne/Desclee de Brouwer. P., 1994.

Edgette J.H., Edgette J.S. The Handbook of Hypnotic Phenomena in Psychotherapy. Brunner/Mazel. N.Y., 1995.

Erickson M.H., Rossi E.L. Hypnotherapy. An Exploratory Casebook. Irvington Publishers, Inc. N.Y., 1979.

Erickson M.H. The Collected Papers of Milton H. Erickson on Hypnosis. N.Y.: Irvington, 1980. V. 1.

Erickson M.H. The Collected Papers of Milton H. Erickson on Hypnosis. N.Y.: Irvington, 1980. V. II.

Erickson M.H. The Collected Papers of Milton H. Erickson on Hypnosis. N.Y.: Irvington, 1980. V. III.

Erickson M.H. The Collected Papers of Milton H. Erickson on Hypnosis. N.Y.: Irvington, 1980. V. IV.

Erickson M.H., Rossi E.L. Experiencing Hypnosis: Therapeutic Approaches to Altered States. Irvington Publishers, Inc. N.Y., 1981.

Jousselin Ch. Hypnose sur ordonnance. Pratique et applications medicales. Ellebore. P., 1995.

Lankton S.R., Lankton C.H. An Answer Within: A Clinical Framework of Ericksonian Hypnotherapy. Bruner/Mazel. N.Y., 1983.

Melchior Th. Creer le reel. Hypnose et therapie. Seuil. P., 1998.

O'Hanlon W.H. Taperoots. Underlaying Principles of Milton Erickson's Therapy and Hypnosis. Norton & Company. N.Y., L., 1987.

O'Hanlon W.H., Martin M. L'Hypnose Orientee vers la Solution. Une Approche Ericksonienne. Satas. Bruxelles, 1995.

Quelet J., Perrot O. Hypnose. Techniques et applications therapeutiques. Ellebore. P., 1995.

Tennenbaum S. L'Hypnose ericksonienne: Un sommeil qui eveille. Intereditions. P., 1996.

Rossi E.L. The Psychobiology of Mind-Body Healing. New Concepts of Therapeutic Hypnosis. Norton & Company, Inc. N.Y., L., 1993.

Watzlawick P. The Language of Change. Elements of Therapeutic Communication. N.Y.: Basic Books Inc., 1978.

Yapko M.D. Trancework. An Introduction to the Practice of Clinical Hypnosis. 2-nd ed. Bruner/Mazel. N.Y., 1990.

СОДЕРЖАНИЕ

9 789975 154413